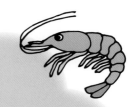
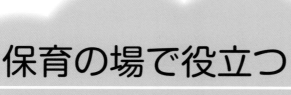

保育の場で役立つ

食物アレルギー対応

―職種間連携から考える―

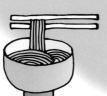

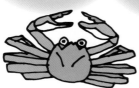

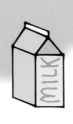

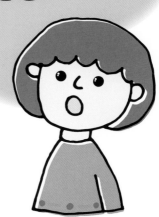

小野内初美・朴　賢晶
編著

有尾正子・伊藤久美子・上島　遥
田村佳世・西澤早紀子・渡辺香織
共著

建帛社
KENPAKUSHA

● はじめに ●

　本書は，保育者・栄養士の養成課程で学ぶ学生に，食物アレルギー対応の実際を理解してもらうことを目的に編纂しました。保育者・栄養士だけでなく，保育に携わる看護師の方々も参加され，食物アレルギーをもつ子どもが楽しく園生活を送ることができるよう学ぶ「保育士等キャリアップ研修」(厚生労働省)の食育・アレルギー対応分野で学ぶべき内容を網羅しています。

　食物アレルギーに関する本は多く出版されていますが，本書は以下の特長があります。

　まず，保育者養成施設だけでなく，栄養士養成施設でも使用できることです。管理栄養士として食物アレルギーについて研究実績のある栄養士養成施設教員と，長年保育に携わった経験のある保育者養成施設の実務家教員で執筆しました。わかりやすく，簡潔にまとめられています。

　2つ目に，医療分野に偏る類書が多い中，本書は保育に特化した内容で構成されています。保育の場での行事や製作活動を準備する際にどの点を注意すべきか，給食対応はどのような工夫が必要なのか等をまとめました。保育の場で食物アレルギーにかかわる人が手にとりやすいように実践的な内容を豊富にとり入れたテキストです。

　3つ目に，2016年度から4年間続いた「食物アレルギーの子どもを守る大学」として進めてきた「私立大学研究ブランディング事業」(文部科学省)の内容も提示しています。食物アレルギーをもつ子どもや保護者に寄り添い，そこから得られた結果を保育者や栄養士の教育に還元する活動や研究の成果を紹介しています。現場の声から，アレルギー対応の実際を学ぶことができます。

　4つ目に，保育に携わる専門職の連携を重視している点です。保育施設での誤食事故時における，職員の役割分担とそれぞれの動きについて紹介しています。園内の連携こそが食物アレルギーをもつ子どもを守ると考え，職種間連携の方法とその重要性を伝えるように努めました。

　5つ目に，実践的な力がつくよう工夫しました。章ごとに学ぶべき内容を把握できる「学びの確認」や「Q&A」を掲載しました。さらに，食物アレルギー対応のレシピ紹介と共に，保育の場で考えられる事例を紹介することで，よりイメージしやすい学びができるような構成にしました。

　本書は学生の学びの視点を最も重視し，さらに，乳幼児のいる環境で働く保育者，栄養士，看護師等の方々が日々の生活で活用できるテキストをめざしました。食物アレルギーをもつ子どもを守るために，この本を役立てていただければ幸いです。

　最後に，事例や写真を提供してくださった園や保育者の皆様に，心より感謝申し上げます。そして，本書の出版にあたっては，建帛社の皆様にご尽力いただき，心より感謝申し上げます。

2020年8月

編者代表　朴　賢晶

● 推薦の言葉 ●

　乳幼児の5%前後が食物アレルギー患者で，近年増加傾向にあります。有病率のピークは1歳にあり年齢が大きくなるにつれて漸減します。稀ではありますが，アナフィラキシーという重篤な症状を発症することもあります。アナフィラキシーの第一選択薬であるエピペン®を保有する園児は約0.2%とされ，この割合も増加しています。

　また，誤食のような食に関するインシデント・アクシデントは，保育施設の約5割が経験し，原因の7割強は「配給・配膳ミス」で占められています。

　保育施設には学校にはない，食物アレルギー関連事故が発生しやすい以下のような特徴があります。

① 在籍年齢が0～6歳と幼少のため，自己管理は期待できない。

② 食数は少ないが，提供回数が多く，離乳食から幼児食まで種類が多様である。

③ 小児期に多い食物アレルギーの原因食品である鶏卵・牛乳・小麦は，年齢を経るうちに食べることができるようになることが多く，保育施設在籍中に耐性獲得が進むことが多い。保育施設では，子どもたちの除去食の変化を逐次追って，施設における対応を変化させていく必要がある。

④ 食物アレルギーの発症は乳児期に最も多く，その後，2歳までに全食物アレルギー患者の約80%が発症する。入園前に食物アレルギーの診断がなされていない子どもにおいても，保育施設で初めて食物アレルギーが発症することがある。よって，食物アレルギー児がいない保育施設でも，食物アレルギーについて理解をしておくことが重要である。

　以上から，保育施設の職員にとって，食物アレルギー対応の理解と実践は，避けては通れない業務と言えます。

　保育施設における生活で食が関連する場面は，給食・おやつ・種々の行事・食育活動・お泊まり保育・製作活動・災害への備えと対応など，多種多様であります。これらに伴う，安全・危機管理体制や職種間連携の確立も必須です。

　本書は食物アレルギーの基礎知識から保育施設業務すべてにおける食物アレルギー対応を網羅し，しかも，具体的かつ実践的に記載されております。保育施設で働く保育者・栄養士を目指す学生だけではなく，現在，保育の場で働いている職員の方にも有用な情報を提供してくれます。

　一読することをお勧めします。

2020年8月

うりすクリニック　名誉院長

宇理須　厚雄

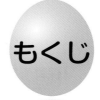

もくじ

第1章　食物アレルギーの基礎知識

第2章　アレルギーに対する安全管理と危機管理

第3章　食物アレルギーの給食対応

第４章　職種間連携の重要性

第5章　給食提供以外での保育における注意事項

第6章　食　　育

〔執筆分担〕

小野内初美　第3章

朴　　賢晶　第2章コラム

有尾正子　第3章レシピ紹介，
　　　　　第6章1・事例紹介・レシピ紹介・学びの確認・Q＆A

伊藤久美子　第5章

上島　　遥　第6章2

田村佳世　第2章，第4章2・3・事例紹介・学びの確認・Q＆A

西澤早紀子　第4章1・学びの確認・Q＆A

渡辺香織　第1章

第1章 食物アレルギーの基礎知識

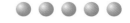

1. 食物アレルギーとは

（1）免疫反応の暴走

　私たちのからだは常に外敵（細菌，ウイルスなどの病原体）にさらされている。しかし，私たちは年中病気にかかっているわけではない。それはなぜだろうか。

　私たちの体内には抗体とよばれるたんぱく質がいつも待機していて，異物（抗原）である外敵が体内に入り込むと，それと結合し，体外へ排除するという，病気が起きないシステムが整っているからである。これが免疫反応である。病原体のほか，予防接種などで人為的に体内に入れられるたんぱく質なども抗原である。

> ●抗　体：IgG，IgA，IgM，IgD，IgEの5種類で，免疫グロブリンともよばれ，たんぱく質でできている。食物アレルギーに関係するのは主にIgEである。
>
> 　IgE（アイジーイー）抗体：花粉症やぜんそくなどのアレルギー症状を引き起こす抗体。
>
> 　IgG（アイジージー）抗体：細菌，ウイルスなどに対する抗体を含む。

　免疫反応が，私たちに不利益なはたらきをする抗原にのみ稼働すればよいのだが，無害な抗原に対しても攻撃してしまうことがある。例えば花粉である。本来花粉は，私たちにとって無害なはずなのだが，花粉に対する抗体（IgE）が稼働し，くしゃみや鼻水などの不快な症状を引き起こしてしまう。食物アレルギーも同じように，私たちにとって栄養源であるはずの食品中のたんぱく質を異物とみなし，抗体（IgE）が稼働し，からだに不利益な症状が現れるのである。

　つまり，有害な抗原にのみ攻撃をするはずの免疫反応が暴走したとき，私たちはアレルギーに悩まされることになる。

（2）食物アレルギーの定義

　食物アレルギーは，「食物によって引き起こされる抗原特異的な免疫学的機序を介

して生体にとって不利益な症状が惹起される現象」[1]と定義されている。これはどういう意味なのだろうか。簡単にいえば，ある特定の食物を食べたり，飲んだり，吸い込んだり，さわったりしたあと，体内でその食物に含まれる特定のたんぱく質を抗原とみなして免疫反応が起こり，私たちにとって現れてほしくない症状，例えば，かゆみやじんましん，呼吸困難，腹痛，下痢などが起きてしまうことをいう。そしてこのような症状が急激に進むと，命の危険にまで及ぶこともある。

　免疫反応とは全く関係がなく，食物を食べたあとに起こる腹痛や下痢などは，食物アレルギーとはいわない（（4）食物アレルギーと間違えやすい症状参照）。

（3）食物アレルギーが起こるしくみ

　アレルギー反応を起こす原因物質となる食物中のたんぱく質をアレルゲンという。つまり，アレルゲンは抗原である。食物アレルギーは，まずからだの中にアレルゲンが入り込み，免疫反応の主役ともいえる抗体がつくられることが前提となる。

　食物アレルギーに関連するのはIgE抗体である。何らかのルートでアレルゲンが体内に入り込むと，そのアレルゲンだけに反応する特異的IgE抗体とよばれる抗体がつくられる（アレルゲンが卵白であれば卵白特異的IgE抗体，小麦であれば小麦特異的IgE抗体というように，アレルゲンそれぞれに結合する特異的IgE抗体がつくられる）。この特異的IgE抗体は，マスト細胞（皮膚や粘膜に存在する）の表面にたくさんくっつき，まるでレーダーのように，アレルゲンがやってくるのを待ち構える状態になる。ここまでの段階をアレルゲンへの感作という。そして再び同じアレルゲンが体内に入ってくると，それらが特異的IgE抗体と結合することで，マスト細胞からヒスタミン，ロイコトリエンなどの化学物質が一気に放出される。これらの化学物質が気管や血管などに作用して，せきやくしゃみ，かゆみやじんましんなどを引き起こす（図1-1）。

　IgE抗体は食物アレルギーに関連するといわれるが，アレルギーのタイプによっては関係していない場合もある（第2節　食物アレルギーのタイプ参照）。

（4）食物アレルギーと間違えやすい症状

　これまで，食物アレルギーは免疫反応のひとつであると解説してきたが，私たちは何らかの食物を食べたあとにからだに不都合な症状が起きることがほかにもある。以下は，食物アレルギーと間違えやすい症状であり，免疫学的なはたらきが関係していない点が，食物アレルギーと異なる。

1）食物不耐症

　鮮度が落ちた魚を食べてじんましんが出ることがある。この場合，魚アレルギーととらえがちであるが，その魚に対するアレルギー検査は陰性で，実は，冷凍保存中に増えたヒスタミンによる中毒であることが多い。魚の体内にはヒスチジンというアミノ酸が豊富に含まれており，このヒスチジンは漁獲後時間が経過するにつれ，細菌に

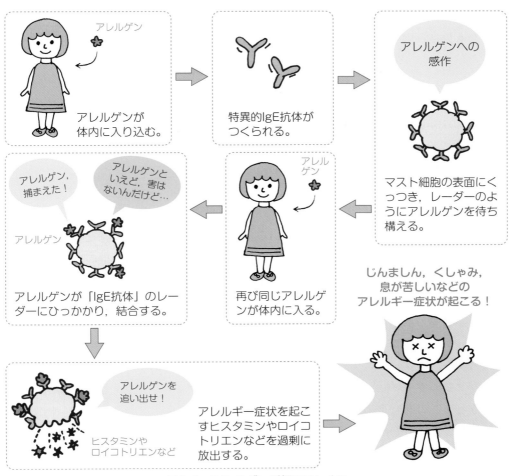

図1-1　アレルギーが起こるしくみ

よってヒスタミンに変化する。このヒスタミンが体内の各臓器・器官に作用することで，症状が現れるのである。これが食物不耐症の1例である。

　牛乳の中には乳糖とよばれる糖質が含まれており，これは主にエネルギー源となる。乳糖はグルコース（ブドウ糖）とガラクトースが結合してできた物質で，私たちの消化管内で分解され吸収されるのであるが，その分解に必要なラクターゼ（乳糖分解酵素）が分泌されない人や，はたらきが十分でない人では分解がうまくいかず，下痢症状が現れる。これも食物不耐症の1例であり，乳糖不耐症という。牛乳アレルギーではない。現在はこのような人のための乳糖を分解した牛乳が市販されている。なお，冷たい牛乳を飲んでおなかがゴロゴロし，張る程度の子どもに対して乳糖不耐症と診断がなされ，アレルギー疾患生活管理指導表が出されるケースがあるが，温めた牛乳や牛乳を含有する加工食品では無症状であり，これは乳糖不耐症ではない。

2）食　中　毒
　食物の中に含まれる病原体やそれらがつくり出した毒素，もともと食物に含まれる

3

毒素によって，それを食べたあとに消化器系や神経系の症状が現れることがある。この場合も免疫反応とは無関係であり，食物アレルギーではなく，食中毒である。

２．食物アレルギーのタイプ

食物アレルギーは，臨床型として以下のように分類される（表1-1）。

（1）食物アレルギーの関与する乳児アトピー性皮膚炎

乳児のアトピー性皮膚炎に合併している食物アレルギーをいう。特定の食物が湿疹^{しっしん}の悪化を引き起こす，もしくは原因食物を食べることによって即時型のアレルギー症状を引き起こすこともある。湿疹がよくなったあとに即時型症状に移行することも多い。すべての乳児アトピー性皮膚炎に食物アレルギーが関与しているわけではないので注意が必要である。

（2）即時型症状

食物アレルギーの中でも，もっとも典型的なタイプで，一般に「食物アレルギー」というと，この即時型のことをさす場合がほとんどである。

原因となる食物を食べてから普通は2時間以内（長くても数時間以内）にアレルギー症状が起きることが多い。乳児から成人まで幅広い年代にみられ，幼児期までに発症した場合は自然に治ることが多いが，学童期以降に発症すると治りにくいといわれている。

（3）食物依存性運動誘発アナフィラキシー
（FDEIA：food-dependent exercise-induced anaphylaxis）

原因となる食物を食べてから数時間以内に運動することでアナフィラキシー（第3節 食物アレルギーの症状参照）が引き起こされるもので，特殊なタイプである。

このタイプの特徴としては，原因食物を食べても，そのあと運動しなければ発症しない，また原因食物を食べていなければ運動しても発症しない点である。学童期以降の発症が多く，原因食物は小麦と甲殻類である場合が多い。

（4）口腔アレルギー症候群（OAS：oral allergy syndrome）

生の果物や野菜を食べている最中や，その直後に口の中やのどに違和感（ピリピリ，イガイガ）やかゆみが現れるもので，症状が口腔内とのどにかけての限られた部分に現れるのが特徴である。加熱処理したジャムやジュース，加熱調理後の野菜などでは，通常症状は現れない。

　口腔アレルギー症候群の中でも花粉症の発症者に多いのが，花粉－食物アレルギー症候群である。アレルゲンとなる食物のたんぱく質と花粉のたんぱく質との間に交差抗原性（アレルゲンたんぱく質の一部に同じ構造が存在していること）が存在する場合，花粉たんぱく質に対するIgE抗体が食物たんぱく質にも反応するために，アレルギー症状が出現する（表1-2）。

（5）消化管アレルギー

　新生児および乳児が発症するアレルギーで，嘔吐，下痢，血便などの消化器症状を示す。IgEが関与しない「新生児・乳児食物蛋白誘発胃腸症」などがある。

表1-1　IgE依存性食物アレルギーの臨床型分類

臨床型	発症年齢	頻度の高い食物	耐性獲得（寛解）	アナフィラキシーショックの可能性	食物アレルギーの機序
食物アレルギーの関与する乳児アトピー性皮膚炎	乳児期	鶏卵，牛乳，小麦など	多くは寛解	（＋）	主にIgE依存性
即時型症状（蕁麻疹，アナフィラキシーなど）	乳児期～成人期	乳児～幼児：鶏卵，牛乳，小麦，ピーナッツ，木の実類，魚卵など　学童～成人：甲殻類，魚類，小麦，果物類，木の実類など	鶏卵，牛乳，小麦は寛解しやすいその他は寛解しにくい	（＋＋）	IgE依存性
食物依存性運動誘発アナフィラキシー（FDEIA）	学童期～成人期	小麦，エビ，果物など	寛解しにくい	（＋＋＋）	IgE依存性
口腔アレルギー症候群（OAS）	幼児期～成人期	果物・野菜・大豆など	寛解しにくい	（±）	IgE依存性

出典）食物アレルギー研究会：食物アレルギーの診療の手引き2020，p.4，2020より抜粋

表1-2　主な花粉と交差抗原性が証明されている果物・野菜など

花粉	果物・野菜など
カバノキ科（シラカンバ，ハンノキ，オオバヤシャブシ）	バラ科（リンゴ，西洋ナシ，サクランボ，モモ，スモモ，アンズ，アーモンド），セリ科（セロリ，ニンジン），ナス科（ジャガイモ，シシトウガラシ），マメ科（大豆，ピーナッツ），マタタビ科（キウイフルーツ），カバノキ科（ヘーゼルナッツ），ウルシ科（マンゴー）　など
ヒノキ科（スギ）	ナス科（トマト）
イネ科	ウリ科（メロン，スイカ），ナス科（トマト，ジャガイモ），マタタビ科（キウイフルーツ），ミカン科（オレンジ），マメ科（ピーナッツ）　など
キク科（ヨモギ）	セリ科（セロリ，ニンジン），ウルシ科（マンゴー），スパイス類　など
キク科（ブタクサ）	ウリ科（メロン，スイカ，カンタローブ，ズッキーニ，キュウリ），バショウ科（バナナ）　など

出典）日本小児アレルギー学会食物アレルギー委員会：食物アレルギー診療ガイドライン2016（2018年改訂版），p.150，2018を一部改変

3．食物アレルギーの症状

（1）食物アレルギーで起こるさまざまな症状

　食物アレルギーでは，皮膚，呼吸器をはじめとして全身のさまざまな臓器に症状が現れる。タイミングとしては，原因となる食物を食べたあと，数分からだいたい2時間以内であることが多い。

（2）アナフィラキシー

　アナフィラキシーは，「アレルゲンなどの侵入により，複数臓器に全身性にアレルギー症状が惹起され，生命に危機を与える過敏反応」[2]と定義されている。簡単にいえば，アレルギー症状が皮膚や消化器，呼吸器などに同時に現れ，それが一気に短時間のうちに重症化した状態である。

　さらに，アナフィラキシーに加えて，血圧の低下，意識障害を伴う場合を特にアナフィラキシーショックという。

　アナフィラキシーを発症した場合，アドレナリン自己注射薬であるエピペン®で直

表1-3　重症度別にみた食物アレルギーの各症状

	軽度の症状	中等度の症状	重度の症状 （緊急性が高い症状）
皮膚・粘膜症状	・部分的なじんましん ・軽いかゆみ ・まぶたや唇の腫れ	・全身的なじんましん ・強いかゆみ ・顔全体が腫れる	―
消化器症状	・口の中やのどのかゆみ ・弱い腹痛 ・1回の嘔吐・下痢	・のどの痛み ・強い腹痛 ・数回の嘔吐・下痢	・持続する強い腹痛 ・繰り返し吐き続ける
呼吸器症状	・鼻汁・くしゃみ ・軽いせき	・せきを繰り返す ・軽い息苦しさ	・のどや胸がしめつけられる ・声がかすれる ・犬がほえるようなせき ・息がしにくい ・持続する強いせきこみ ・ゼーゼーする呼吸
循環器症状	―	―	・脈が触れにくい，または不規則 ・唇や爪が青白い
神経症状	・元気がない	・眠気 ・軽い頭痛 ・恐怖感	・ぐったり ・意識もうろう ・尿や便を漏らす

出典）日本小児アレルギー学会食物アレルギー委員会：食物アレルギー診療ガイドライン2021，p.75，2021を一部改変

ちに適切な対応をしないと，生命の危機にさらされることになる。

（3）緊急性の判断と対応

アナフィラキシーを起こした場合に，医療機関に到着するまでの間，症状緩和のために自分で注射することを目的とした補助治療剤が，エピペン®である（図1-2）。

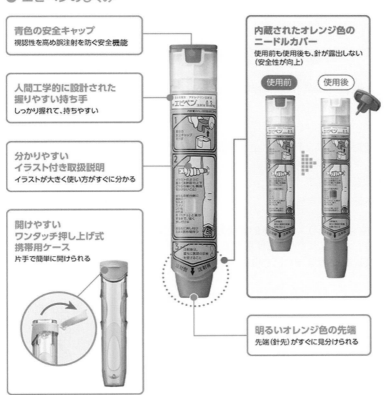

● エピペンのしくみ

青色の安全キャップ
視認性を高め誤注射を防ぐ安全機能

人間工学的に設計された
握りやすい持ち手
しっかり握れて，持ちやすい

分かりやすい
イラスト付き取扱説明
イラストが大きく使い方がすぐに分かる

開けやすい
ワンタッチ押し上げ式
携帯用ケース
片手で簡単に開けられる

内蔵されたオレンジ色の
ニードルカバー
使用前も使用後も，針が露出しない
（安全性が向上）

使用前　使用後

明るいオレンジ色の先端
先端（針先）がすぐに見分けられる

図1-2　エピペン®

写真提供）マイランEPD合同会社

一度でもアナフィラキシーを起こしたことがある，また起こすリスクの高い場合には，医師からエピペン®が処方される。保育施設や小学校などにおいて，エピペン®をもつ子どもに対し，緊急時に保育者や小学校教諭がそれを使用することについては，医療行為とはみなされない。つまり，誰しもが，緊急事態に遭遇した場合にはエピペン®を使うことが可能である。なお，エピペン®は衣服の上からでも注射可能である。

アナフィラキシーが疑われる場合は，図1-3中の緊急性が高いアレルギー症状がひとつでもあてはまれば，すぐにでもエピペン®を使用すべきである（エピペン®の具体的な使用方法については，p.69，図4-6を参照）。

◆ アレルギー症状があったら5分以内に判断する！

◆ 迷ったらエピペン®を打つ！　ただちに119番通報をする！

緊急性が高いアレルギー症状

【全身の症状】	【呼吸器の症状】	【消化器の症状】
□ ぐったり	□ のどや胸が締め付けられる	□ 持続する強い（がまんできない）お腹の痛み
□ 意識もうろう	□ 声がかすれる	□ 繰り返し吐き続ける
□ 尿や便を漏らす	□ 犬が吠えるような咳	
□ 脈が触れにくいまたは不規則	□ 息がしにくい	
□ 唇や爪が青白い	□ 持続する強い咳き込み	
	□ ゼーゼーする呼吸	
	（ぜん息発作と区別できない場合を含む）	

1つでもあてはまる場合 → 緊急性が高いアレルギー症状への対応

ない場合 →

緊急性が高いアレルギー症状への対応

① ただちにエピペン®を使用する！

② 救急車を要請する（119番通報）

③ その場で安静にする（下記の体位を参照）
　　立たせたり，歩かせたりしない！

④ その場で救急隊を待つ

⑤ 可能なら内服薬を飲ませる

◆ エピペン®を使用し10〜15分後に症状の改善が見られない場合は，次のエピペン®を使用する（2本以上ある場合）

◆ 反応がなく，呼吸がなければ心肺蘇生を行う

内服薬を飲ませる

↓

保健室または，安静にできる場所へ移動する

↓

5分ごとに症状を観察し症状チェックシートに従い判断し，対応する
緊急性の高いアレルギー症状の出現には特に注意する

安静を保つ体位

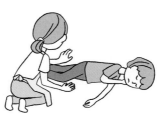

ぐったり，意識もうろうの場合	吐き気，おう吐がある場合
血圧が低下している可能性があるため仰向けで足を15〜30cm高くする	おう吐物による窒息を防ぐため，体と顔を横に向ける

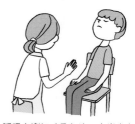

呼吸が苦しく仰向けになれない場合

呼吸を楽にするため，上半身を起こし後ろに寄りかからせる

図1-3　緊急性の判断と対応

出典）東京都福祉保健局：食物アレルギー緊急時対応マニュアル（平成30年3月版），2018

4．食物アレルギーの疫学

（1）食物アレルギーの患者数と年齢分布

　食物アレルギーの中で，もっとも代表的なタイプである即時型症状に関しては，大規模な患者数に関する調査が行われている。

　乳児期の有病率が一番高く，およそ5〜10％といわれる。全国の保育所を対象とした調査では4.9％[3]という報告がある。

　年齢別では，0歳児がもっとも多く，年齢が上がるにつれて患者数は減っていく。これは，成長とともに耐性獲得（食べても症状が出なくなる）していくケースが多いからであるが，成人期以降にも，ある一定数の患者は存在している。

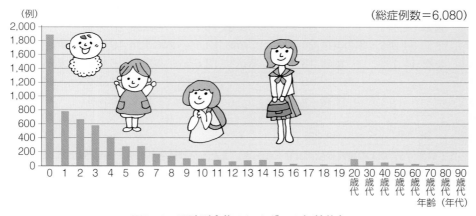

図1-4　即時型食物アレルギーの年齢分布
注）20歳以上は10代区切りで集計した結果である。
出典）消費者庁：令和3年度食物アレルギーに関連する食品表示に関する調査研究事業報告書，2022

（2）原因となる食物

　原因となる食物で最多なのは，鶏卵，次いで牛乳，木の実類となっている（図1-5）。年齢別にみてみると，それぞれの特徴があることがわかる（表1-4）。0歳では鶏卵がもっとも多く，次いで牛乳，小麦の順であるが，1歳以降では牛乳や小麦にかわって木の実類や魚卵，落花生（ピーナッツ）が現れ，その後，甲殻類，果物類も増えてくる。

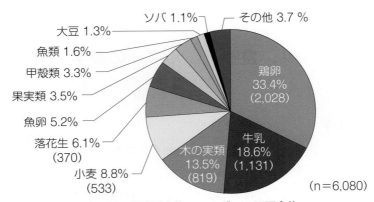

図1-5　即時型食物アレルギーの原因食物

出典）消費者庁：令和3年度食物アレルギーに関連する食品表示に関する調査研究事業報告書，2022

表1-4　新規発症の原因食物

(n＝3,905)

	0　歳 (1,736)	1・2歳 (848)	3～6歳 (782)	7～17歳 (356)	≧18歳 (183)
1	鶏卵　61.1%	鶏卵　31.7%	木の実類　41.7%	甲殻類　20.2%	小麦　19.7%
2	牛乳　24.0%	木の実類　24.3%	魚卵　19.1%	木の実類　19.7%	甲殻類　15.8%
3	小麦　11.1%	魚卵　13.0%	落花生　12.5%	果実類　16.0%	果実類　12.6%
4		落花生　9.3%		魚卵　7.3%	魚類　9.8%
5		牛乳　5.9%		小麦　5.3%	大豆　6.6%
6					木の実類　5.5%
小計	96.1%	84.2%	73.3%	68.5%	69.9%

注）各年齢群で5%以上の頻度の原因食物を示した。また，小計は各年齢群で表記されている原因食物の頻度の集計である。
　　原因食物の頻度（%）は小数第2位を四捨五入したものであるため，その和は小計と差異を生じる。
出典）消費者庁：令和3年度食物アレルギーに関連する食品表示に関する調査研究事業報告書，2022

5．食物アレルギーの診断・治療・食事の管理

（1）食物アレルギーの診断と治療

1）食物アレルギーの診断

　食物アレルギーの検査としては，血液検査がよく知られているが，その結果だけで食物アレルギーかどうかは，まだ診断されない。血液検査では，それぞれのアレルゲンのIgE抗体の量をみている，つまり感作されているかどうかをみているだけで，抗体の量が多いからといって必ず症状が現れるわけではない。**プリックテスト**（皮膚にアレルゲンのエキスをつけてから傷つけ，腫れるか反応をみる）（図1-6）も同様で，陽性だからといって，食べたときに必ず症状が現れるかというと，そうではない。

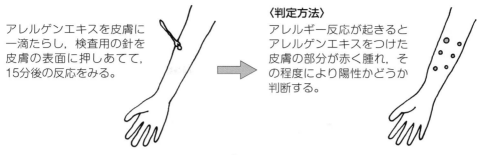

アレルゲンエキスを皮膚に一滴たらし，検査用の針を皮膚の表面に押しあてて，15分後の反応をみる。

〈判定方法〉
アレルギー反応が起きるとアレルゲンエキスをつけた皮膚の部分が赤く腫れ，その程度により陽性かどうか判断する。

図1-6　プリックテスト

また，「ある食物を食べたあとにアレルギー症状が現れた」だけでも確定診断とはならない。どのような症状だったのか記憶があいまい，再現性が疑わしい，複数の食物を同時に食べている場合など，アレルゲンとなる食物がはっきりしない場合には食物経口負荷試験を行って確定診断を行う。

2）食物経口負荷試験（OFC：oral food challenge）

原因と疑われる食物を実際に食べて，症状が現れるかどうかをみるが，強いアレルギー症状が出るおそれがある。検査を熟知した医師によって行われるべきであり，検査を実施できる施設基準が定められている。

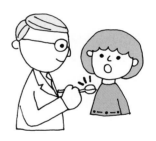

食物経口負荷試験は，原因食物の確定診断として行う場合と，安全に食べられる量を決定する，また，食べられるようになった（耐性獲得）か，を見極めるためにも行われる。

表1-5　食物経口負荷試験の総負荷量の例

摂取量	鶏 卵	牛 乳	小 麦	ピーナッツ・クルミ・カシューナッツ・アーモンド
少 量 (low dose)	加熱全卵*1/32～1/25個相当 加熱卵白 1～1.5g	1～3mL 相当	うどん 1～3g	0.1～0.5g
中等量 (medium dose)	加熱全卵*1/8～1/2個相当 加熱卵白 4～18g	10～50mL 相当	うどん 10～50g	1～5g
日常摂取量 (full dose)	加熱全卵*30～50g (2/3～1個) 加熱卵白 25～35g	100～200 mL	うどん 100～200g 6枚切り食パン 1/2～1枚	10g

＊加熱全卵はMサイズの卵を基準としている。
＊「少量の総負荷量」は誤食などで混入する可能性がある量を，「日常摂取量」は幼児～学童の1回の食事量を想定し，ピーナッツ・木の実類については学校給食で提供される量を目安としている。
＊日常摂取量は耐性獲得の確認の目安の量である。
出典）食物アレルギー研究会：食物経口負荷試験の手引き2020

（2）食物アレルギーの食事の管理

1）原　　則

　具体的にどのような食事管理が必要となるのだろうか。かつては，例えば鶏卵アレルギーと診断されたら，卵を一切食べないだけでなく鶏肉も食べない，牛乳アレルギーと診断されたら，牛肉も食べないというように，疑わしい食品はすべて除去をする，いき過ぎた過剰な除去食が指導されていた。しかし現在は，「正しい診断に基づいた必要最小限の食物の除去」[4]が原則とされている。

　必要最小限の除去とは，食べると症状が現れる真の原因食物のみを除去し，疑わしいものや，念のための除去は行わないことをいう。また，原因となる食物も，前述の食物経口負荷試験を行うことで「この量までならば，症状が現れない」という摂取量が判明すれば，医師の指導のもと，安全量を食べることができる。

2）栄養士の役割

　栄養士は，不必要な食物除去をしていないか，また，念のために食べずにいる食品があるかどうかを聞きとりや食事調査などで把握する必要がある。

　加工食品にはさまざまな形で食物アレルギーの原因となる食物が含まれており，アレルギーをもつ人がそれを正しく把握せず除去している場合や，逆に知らずに食べてしまっている場合もある。この点に関しては，正しい情報を伝える必要がある。

　アレルギー表示の見方についても指導をして，加工食品を購入する際に確認することを習慣づけてもらうとよい（第6節　アレルギー物質を含む食品の表示参照）。

　除去食物があると，原因食物から供給される栄養素が不足する可能性がある。例えば，牛乳除去におけるカルシウムなどであるが，不足する栄養素をほかの食物から摂取する方法を具体的な食物や料理名をあげて紹介するとよい。「食べられないものがある＝栄養バランスが崩れる」ではなく，「除去食物以外は何でも食べられる＝さまざまな食品を献立にとり入れてバランスをとる」という発想の転換が必要である。

3）原因食物別にみた食事管理

　表1-6に，各種アレルゲンとその食事管理についてまとめる。

表1-6　各種アレルゲンと食事管理

アレルゲン	食事管理
鶏　卵	・卵白に含まれるアレルゲンが主な原因。アレルゲンの強さは加熱温度・時間により変化するため，注意を要する。人によっては加熱卵であれば食べられる場合もある。 ・鶏卵アレルギーがあるからといって，鶏肉や魚卵（イクラなど）が食べられないとは限らないが，うずらの卵は交差抗原性があるため，食べられないケースが多い。 ・鶏卵には良質のたんぱく質が含まれる。代替として，肉や魚，大豆・大豆製品を用いるとよい。 ・多くの加工食品で使われている鶏卵だが，最近は使わない製品も多く出回っているため，表示をよく確認し，活用する。 ・家庭や給食の調理で，「つなぎ」として使われる鶏卵の代替として，れんこんやいも類，各種でんぷん，豆腐などが使用可能である。

牛乳	・主な原因であるカゼイン，乳清（ホエイ）は熱に安定で，チーズやヨーグルトなど発酵による変化も少ないことから，加熱調理品・加工食品を含め，除去を要する。牛肉はアレルゲンが異なるため，基本的に除去の必要はない。 ・やぎやめん羊の乳は交差抗原性が強いので，飲むことができないケースが多い。 ・牛乳アレルギーをもつ乳児のためのミルクが各種市販されている。使用にあたっては，医師の指示に従う。このアレルギー用ミルクは，離乳食開始後も，代替としてさまざまな料理やお菓子づくりに使用可能である。 ・牛乳はカルシウムを豊富に含むため，除去した分を他の食品から補う必要がある。代替として，カルシウムを比較的多く含む豆腐や小魚，ひじきやこまつななどを献立の中に積極的にとり入れるとよい。
小麦	・小麦アレルギーがあると大麦やライ麦でも症状が現れることが知られているが，すべての小麦アレルギー患者がすべての麦類を食べられないということではない。また，原料が大麦である麦茶は，除去が必要なケースはごくまれだといわれている。 ・小麦に含まれる主な栄養素はでんぷんなどの炭水化物である。これは米やほかの穀物にも豊富に含まれているので，代替としてこれらを用いることで摂取不足は回避できる。 ・かつては，小麦が原材料であるしょうゆは，小麦アレルギーがある場合は除去していたが，アレルゲンがしょうゆの製造工程で消えてしまうことがわかり，現在では，除去しなければならないケースはまれである。 ・小麦粉の代替となるさまざまな粒子の大きさの米粉製品が開発され，これらを使ったパンやめん類，菓子などが広く販売されるようになってきた。上手に利用すると，食生活が豊かになる。
大豆	・最近は減少している大豆アレルギーだが，一定数は存在する。 ・大豆に含まれる主な栄養素は，たんぱく質と脂質などである。これらは牛肉，豚肉，鶏肉などの動物性たんぱく質源から補給できる。 ・大豆油にはたんぱく質が含まれていないので，除去するケースはほとんどない。
魚	・すべての魚が食べられないというわけではないが，複数の魚が食べられないケースも多い。これまでに症状が出たか出ていないか，食物経口負荷試験で陽性か陰性かを整理して，食べられる魚をみつけるとよい。
魚卵	・最近増えており，特にイクラによるものが多い。乳幼児期に回転ずしなどに行き，発覚するケースやアナフィラキシーを起こすケースもあり，幼児期の早い段階での摂取には注意が必要である。 ・すべての魚卵を除去するのではなく，症状が現れるもの，食物経口負荷試験陽性のものだけを除去する。
甲殻類（えび，かに）， 軟体類（いか，たこ）， 貝類（あさり， 　　　ほたてがい）	・甲殻類のうち，えびは食物依存性運動誘発アナフィラキシーの原因となる頻度が高い。また，えびアレルギーの場合，同時に，かにアレルギーであるケースもみられる。 ・甲殻類・軟体類・貝類のいずれかにアレルギーがあるからといって，すべてを除去するのではなく，症状が現れるもの，食物経口負荷試験陽性のものだけを除去する。 ・えびやかに，あさり，ほたてがいなどの抽出成分は，うま味や風味づけなどの目的で加工食品に使用されていることがあるが，摂取が可能かどうかは，主治医との相談を要する。

ピーナッツ（落花生）	・ひとたびアレルギー症状が起こると，重症化しやすい食物のひとつである。「ナッツ」という名前からほかの種実類と同じ仲間と考えられやすいが，ピーナッツは豆類であるから，ピーナッツアレルギーがあるからといって，すべての種実類が食べられないわけではない。 ・ピーナッツはそのものがアレルゲンとなるほか，砕いた状態でカレールウや，さまざまな料理や加工食品などの「かくし味」として使われるケースがあるので注意が必要である。 ・沖縄や鹿児島の郷土料理ジーマーミ豆腐は，名前に豆腐とあるが，ピーナッツのしぼり汁をでんぷんで固めたものであるため，注意が必要である。
種実類（ナッツ）	・すべての種実が食べられないということではないが，複数の種実が食べられないケースも多い。摂取可能かどうかの判断は，それぞれ別個に症状の有無や食物経口負荷試験の結果を考慮することになる。 ・目にみえない形でさまざまな料理や加工食品に使用されていることがあるので注意する。アーモンド，クルミ，カシューナッツはアレルギー表示推奨品目であるが，それ以外は表示の対象食品ではないので，原材料表示を確認する必要がある。
ご　ま	・ごまは種実類だが，種実類にアレルギーがあるからといって，必ずしもごまにアレルギーがあるとは限らない。 ・ごま油は，ほとんどたんぱく質が残存せず，精製もされていることから，除去を要するケースは少ないとされるが，主治医に確認することが必要である。
野菜・果物	・野菜・果物アレルギーは，大きく分けて「即時型症状」と「花粉−食物アレルギー症候群」の2つである。 ・即時型症状：他の食物アレルギーと同じで，アレルゲンとなるたんぱく質が熱に安定で変化しないことから，原因食品とその加熱調理品，加工食品のいずれも除去する必要がある。 ・花粉−食物アレルギー症候群：症状が口の中とのどに限られ，熱や酵素によって変化するたんぱく質がアレルゲンなので，缶詰や加熱調理品，加工食品は食べることができる。
そ　ば	・アナフィラキシーを起こしやすい食品である。 ・そばのアレルゲンは，数種類のたんぱく質が知られているが，どれも水に溶けやすく，熱に安定な性質があるため，ゆで汁，ゆでているときの水蒸気などでも症状が現れることがある。そば店でうどんなら食べられると注文し，同じゆで汁でゆでたうどんを食べて発症するケースもある。 ・舞い上がったそば粉，そば殻のまくらから出た細かい粒子を吸い込んで発症することもある。 ・アレルギー表示の特定原材料のひとつであることから，不要な除去の対象となる食物でもある。小麦アレルギーがあるからといって，そばにもあるとは限らず，食物経口負荷試験にて確認する必要がある。
肉	・各種家畜の肉（牛，豚，鶏）にアレルギーをもつ人は少なく，すべての肉が除去対象となることはまれである。 ・肉の抽出成分は，うま味や風味づけなどの目的でさまざまな加工食品などに使用されているが，肉アレルギーがあっても，摂取可能である場合が多い。

6．アレルギー物質を含む食品の表示

（1）食品に関する表示と法律

　あなたは，加工食品などを購入するとき，その原材料や栄養成分表示をどの程度参考にしているだろうか。現在，日本で食品の表示に関する業務は消費者庁が担当し，食品表示法という法律を根拠に，アレルギー物質を含む食品の表示などが行われている。

　現在，アレルギーの症例数（患者数）が多い食品，ひとたび症状が出ると重症化しやすい食品7品目を特定原材料として表示を義務づけている。また，特定原材料に準ずるものとして21品目は，表示することが推奨されている。つまり，この21品目については，必ずしも表示されていない場合があることに注意が必要である。

　なお，現在「くるみ」は特定原材料に準ずるものとされているが，即時型食物アレルギーによる健康被害に関する全国実態調査の結果等から表示が必要との方針が得られたとして，消費者庁は2022年10月，特定原材料に追加する方針を発表した。食品表示法に基づく食品表示基準の改正を経て，経過措置後の2025年4月1日から，それ以降に製造・加工されたものについては表示することが義務づけられる。

表1-7　食品表示法によって定められたアレルギー表示対象品目

特定原材料（7品目）（表示義務）	卵，乳，小麦，落花生（ピーナッツ），えび，そば，かに
特定原材料に準ずるもの（21品目）（表示推奨）	アーモンド，あわび，いか，いくら，オレンジ，カシューナッツ，キウイフルーツ，牛肉，くるみ*，ごま，さけ，さば，大豆，鶏肉，バナナ，豚肉，まつたけ，もも，やまいも，りんご，ゼラチン

＊2025年4月より特定原材料に追加され，表示が義務づけられる。

（2）対象となる食品

　容器包装された加工食品および添加物を対象として，食品表示が行われることになっている。ふたをしていない皿にのせた屋台の料理など，容器包装されていない加工食品や，生鮮食品，レストランなどで提供される料理，惣菜売り場での対面販売などは対象外となり，表示をしなくてもよいということになる。

　理由を考えてみよう。目の前に売り手がいる場合や，すぐに問い合わせができる状況では，アレルゲンについて直接たずねることができるため，表示の義務はないのである。

（3）表示の方法

　加工食品の原材料は，原材料全体の中で含まれる重量が多い順に記載される。それに続いてスラッシュ（／）で区別され，食品添加物が記載される。原材料に特定原材料等を含んでいる場合は，個別表示が原則である。個別表示とは，それぞれの原材料の直後に「かっこ書き」で特定原材料等を表示することである。

　　　例：「マーガリン（乳成分，大豆を含む），しょうゆ（小麦，大豆を含む）」

　表示するためのスペースが足りないなど，個別表示するのが難しい場合は，一括表示される場合もある。一括表示とは，原材料の最後に特定原材料等をすべてまとめて「一部に乳成分，小麦，大豆を含む」と表示することである。

　　　例：「（一部に乳成分，小麦，大豆を含む）」

　このように，一括表示が例外的に認められることもあり，消費者の私たちは，特定原材料等がどの原材料に含まれるものなのかを判断できないことがある。

（4）代替表記と拡大表記（表1-8）

　表示されるアレルギー物質は，表記方法や言葉が異なっても，それが特定原材料と同一であると理解できるような表記は認められている。これが代替表記である。

　また，特定原材料名・代替表記を含んでいるため，それを使っていると理解できるような表記も認められている。これが拡大表記である。

表1-8　食品表示法による特定原材料の代替表記・拡大表記の例

代替表記	特定原材料	拡大表記
玉子，たまご，タマゴ，エッグ，鶏卵，あひる卵，うずら卵	卵	厚焼き玉子，ハムエッグ
ミルク，バター，バターオイル，チーズ，アイスクリーム	乳	アイスミルク，生乳，ガーリックバター，牛乳，プロセスチーズ，濃縮乳，乳糖，加糖れん乳，乳たんぱく，調製粉乳
こむぎ，コムギ	小　麦	小麦粉，こむぎ胚芽
ピーナッツ	落花生	ピーナツバター，ピーナッツクリーム
海老，エビ	え　び	えび天ぷら，サクラエビ
蟹，カニ	か　に	上海がに，マツバガニ，カニシューマイ

出典）消費者庁：食品表示基準（平成27年内閣府令第10号）　別添アレルゲンを含む食品に関する表示
　　　別表3より抜粋

（5）わかりにくい原材料と食品添加物（表1-9）

　カゼインや乳糖，たんぱく加水分解物など，一般的にはわかりにくい原材料や添加物が加工食品には多用されており，それぞれがアレルギーの症状を引き起こすかどうかは，判断できない。例えば，特定原材料の卵における「卵殻カルシウム」や，牛乳における「乳糖」など，ほとんどが除去する必要がないとされる原材料や食品添加物もあるため，医師の指示を必ず受けるようにすることが重要である。

表1-9　わかりにくい原材料と食品添加物

原材料・食品添加物	
カゼイン	牛乳中の主要たんぱく質である。
ホエイパウダー	牛乳中の乳清に含まれるたんぱく質である。
乳糖	牛乳を原料として精製される。 乳糖1gあたり4〜8μgの乳たんぱく質が残存するが，症状誘発はごくまれである。拡大表記が認められている。
乳化剤	乳化剤（乳由来）の記載がなければ，乳成分とは異なるものである。
乳酸	牛乳由来のものではない。酸味料として添加される。乳酸菌そのものは牛乳のたんぱく質を含まないが，乳酸菌飲料には牛乳たんぱく質を含む。
カカオバター	牛乳由来のもではない。カカオ豆から抽出される脂肪である。
グルテン	小麦たんぱく質であるグリアジンとグルテニンに水を加えて練ると生じる。
デュラムセモリナ	硬質小麦の品種名で，製粉したものをいう。パスタ類の原料となる。
ゼラチン	コラーゲンとよばれるたんぱく質の一種である。牛，豚，鶏，魚などの骨や皮が原料となる。
増粘多糖類 （糊料・ゲル化剤）	グァーガム，カラギーナン，キサンタンガム，ペクチン，などの名称で表示され，とろみづけなど食感を改善する目的で添加される糖類である。草木植物，海藻，果物より抽出される。
たんぱく加水分解物	大豆や小麦，魚・肉類中のたんぱく質を分解して得られるペプチドもしくはアミノ酸で，調味を目的として用いられる。
酵母エキス	酵母を酵素などで分解し，分離抽出して得られる成分で，調味目的に用いられる。
卵殻カルシウム	卵たんぱく質の残存は認められないとされている。

出典）海老澤元宏監修：新版　食物アレルギーの栄養指導，医歯薬出版，p.81，2018

7．食物アレルギーをとりまく現状

　食物アレルギーに関しては，**保育所におけるアレルギー対応ガイドライン**（厚生労働省，2019），**学校給食における食物アレルギー対応指針**（文部科学省，2015）などが国から示され，各現場ではこれらに従った対応が広がりつつあるが，その対応は自治体や施設ごとに差があり一様ではない。

　関係法令としては**アレルギー疾患対策基本法**があり，この法律は2014年6月27日に公布された。この法律の中で，国，地方公共団体，医療保険者，国民，医師その他の医療関係者，学校等の設置者または管理者の責務（義務を果たすべき責任）を明らかにしている。つまり，私たち国民全員が食物アレルギーをもつ人びとの**QOL**（quality of life：生活の質）の向上のために努力すべきことがある，ということを明言している。

　今後ますます，食物アレルギーをもつ人は増え続けることが予想される。私たちは常に最新の正しい知識をもって対応できるように心がけなければならない。

引用文献

1）海老澤元宏・伊藤浩明・藤澤隆夫監修：食物アレルギー診療ガイドライン2016《2018改訂版》，
　協和企画，p.20，2018
2）日本アレルギー学会：アナフィラキシーガイドライン，p.1，2014
3）野田龍哉：保育園における食物アレルギー対応全国調査より，食物アレルギー研究会誌，10，
　5～9，2010
4）研究代表者　海老澤元宏：厚生労働科学研究班による食物アレルギーの栄養食事指導の手引き
　2017，p.6，2017

参考文献

・Ebisawa, M., Sugizaki, C.：Prevalence of pediatric allergic disease in the first 5 years of life, J.
　Allergy Clin. Immunol., 121：S237, 2008
・日本学校保健会：学校生活における健康管理に関する調査報告書（平成25年度），2014
・海老澤元宏監修：食物アレルギーの栄養指導，医歯薬出版，2018

学びの確認

1. 食物アレルギーの各症状についてまとめてみよう。
2. アナフィラキシーショックと，その対応についてまとめてみよう。
3. 食物アレルギーの食事管理の基本についてまとめてみよう。

Q & A

Q 食物アレルギーとアトピー性皮膚炎は同時に起こるものなのですか。

A 食物アレルギーの関与する乳児アトピー性皮膚炎の場合，すでに原因食物に感作されている，つまりIgE抗体ができている状態であり，原因食物を食べると皮膚炎が悪化したり，原因食物を食べることによって即時型症状を引き起こすこともあります。湿疹がよくなったあとに即時型症状に移行することも多いといわれています。しかし，すべての乳児アトピー性皮膚炎が食物アレルギーを合併しているとは限りません。

Q これから入園する予定の子どもが，保育施設の給食を食べて食物アレルギーを起こすのではないかと心配ですが，どうしたらいいですか。

A 入園に際しては，すでに食物アレルギーの診断を受けているお子さんは生活管理指導表を提出してもらうのが基本ですが，離乳食を提供するような乳児で，特に食物アレルギーの診断を受けていない子どもの場合などは，これまで食べたことのある食品，ない食品のリストを提出してもらい，保育施設で提供する予定の食品を家庭であらかじめ食べてもらうようにするとよいでしょう。

Q 食物経口負荷試験を受けて，加熱した卵なら1/2個分食べられることがわかったので給食で対応してほしいと保護者からいわれました。

A 保育施設や小・中学校などの給食においては，「完全除去か，完全解除か」の対応が基本です。個々の患児で異なる対応，段階的な対応を個人個人に行うことは誤配・誤食の事故につながりやすくなります。保護者によく説明をして納得してもらう必要があります。食物アレルギーをもつ子どもの食のQOLを考えると代替食の提供が望まれます。

Q 加工食品の表示に「本品は乳，卵を使用した製品と同一施設で製造しています」と書かれていました。乳や卵にアレルギーがあると，この製品は食べられないのですか。

A このような表示は「注意喚起表示」といい，特定原材料等を原材料として使用し

ていなくても，食品製造工場内などで意図せず混入（コンタミネーション）すること
が可能性として否定できない場合に表示されることがあります。一般的には，注意
喚起表示がされていても，重篤な食物アレルギーでなければ食べられるのですが，
判断できない場合は医師の指示を受けましょう。

第2章 アレルギーに対する安全管理と危機管理

1.「保育所におけるアレルギー対応ガイドライン」について

（1）「保育所におけるアレルギー対応ガイドライン」の意義と目的

　近年，日本は少子社会にもかかわらず，共働き世帯の増加から保育所需要は依然高い。2022年4月現在，厚生労働省の「保育所等関連状況取りまとめ」によると，保育所等を利用する乳幼児は273万人で，前年の1万2千人減であった。この状況は，新型コロナ感染症拡大の影響から2021・2022年は申し込みが抑えられたことによると考えられており，感染症終息とともに保育ニーズの再増加が予測されるため，引き続きの対策が必要といえる。

　アレルギーをもつ子どもは年々増加傾向にある。引き続きの保育者不足や，限られた保育環境の中での保育の質の確保など，さまざまな問題や葛藤を抱える保育施設では，食物アレルギー対応は喫緊の課題のひとつといえる。

　保育施設は，子どもの最善の利益を考慮し，子どもたちが心身ともに健やかに育つための「もっともふさわしい生活の場」であり，そのための環境をつくることが保育施設の役割であり，責任でもある。しかし，年々増加傾向にあるさまざまなアレルギーをもつ子どもの対応に，保育施設や保育者は苦慮する現状がある。そのような課題を踏まえ2011年に策定されたのが，厚生労働省の「保育所におけるアレルギー対応ガイドライン」（以下，ガイドライン）である。その後，2017年3月には保育所保育指針が改定（2018年4月施行）され，またアレルギー疾患の治療，検査などの医療の進歩に伴い，2019年4月にガイドラインも改訂された。

　改訂されたガイドラインでは，保育施設職員が保育施設での具体的な対応方法や取り組みに対する共通理解をもつとともに，保護者も含め，保育施設をとりまく関係機関が連携をしながら，組織的に保育に取り組むことの必要性と，その方法が示されている。そして，各保育施設でこのガイドラインをもとに，保育施設の現状や課題を踏まえて保育施設独自のアレルギー対応マニュアルを作成することが示されている。各

保育施設でマニュアルをつくるということは容易なことではないであろう。ガイドラインとは，あくまでも対応方法の方向性を示すものであるため，ガイドラインに沿って，全職員でアレルギー対応について話し合い，保育施設独自のアレルギー対応マニュアルを作成することが，より安全で安心なアレルギー対応として望まれる。

（2）「保育所におけるアレルギー対応ガイドライン」第Ⅰ部：基本編の内容

　ガイドラインの第Ⅰ部：基本編では，「保育所におけるアレルギー対応の基本」「アレルギー疾患対策の実施体制」「食物アレルギーへの対応」が示されている。それぞれについて，以下に解説する。

1）保育所におけるアレルギー対応の基本

「保育所におけるアレルギー対応の基本」では，アレルギー疾患の主な特徴として次の3つがあげられている。

○アレルギー疾患とは，本来なら反応しなくてもよい無害なものに対する過剰な免疫（めんえき）反応と捉えることができます。
○保育所において対応が求められる，乳幼児がかかりやすい代表的なアレルギー疾患には，食物アレルギー，アナフィラキシー，気管支ぜん息，アトピー性皮膚炎，アレルギー性結膜炎，アレルギー性鼻炎などがあります。
○遺伝的にアレルギーになりやすい素質の人が，年齢を経るごとに次から次へとアレルギー疾患を発症する様子を"アレルギーマーチ"と表します。

　保育施設での生活では，食物アレルギーだけではなく，さまざまなアレルギーをもつ子ども一人ひとりの症状に合わせた対応，管理，注意が必要になる。保育者としては，乳幼児に多くみられるアレルギー疾患について，その原因，症状，日常の与薬や衣服，食事などの管理方法，活動や生活上の注意点，そしてからだがかゆかったり，つらかったりする子どもの気持ちにも寄り添った対応が求められる。

　また，ガイドラインには，「保育所におけるアレルギー対応の基本原則」として，次の4つがあげられている。

○全職員を含めた関係者の共通理解の下で，組織的に対応する。
○医師の診断指示に基づき，保護者と連携し，適切に対応する。
○地域の専門的な支援，関係機関との連携の下で対応の充実を図る。
○食物アレルギー対応においては安全・安心の確保を優先する。

　このような原則に基づいた対応を行うためには，まずは保育施設の全職員でその年度に入園・在園する子どもに合わせた安全管理・危機管理マニュアルの作成・見直し

をする。そうすることで，共通理解，組織的な対応につながる。

　基本原則の2つ目の医師の診断指示としては，保育所におけるアレルギー疾患生活管理指導表（以下，生活管理指導表）に基づく対応が必須である。生活管理指導表は，アレルギー対応が必要な子どもには提出の義務がある。しかし，共働きでなかなか受診する時間がとれず，提出が遅れる保護者も多い。そのようなとき，「早く出してください」と保護者に請求するだけではなく，子どもを安全・安心に預かるための保護者との連携，情報共有，信頼関係を築くコミュニケーションツールとして生活管理指導表を活用することを説明するとよいだろう。

　基本原則の3つ目の専門的な支援や機関との連携については，保育者はアレルギー疾患対策基本法をはじめとする関係法令等を遵守し，国および自治体が行うアレルギー疾患対策について，研修などに積極的に参加し，啓蒙，知識の普及に協力，努めることが求められている。近年，保育施設や保育者は，地域の子育て支援の要でもある。そのため，国や公共機関等が公表する正しいアレルギー疾患対策に関する情報を収集し，地域の子育て支援などにも活用していくことが求められている。

　基本原則の4つ目の安全・安心の確保の優先では，アレルギー対応をしていると，保育者として子ども一人ひとりの思いを大切にしたい，保護者の思いにも寄り添いたい，といったさまざまな思いと葛藤することも少なくない。しかし，子どもの命を守ることは保育者として何よりも大切なことである。子どもの安全・安心を確保することは，すべての活動において最優先事項である。

2）アレルギー疾患対策の実施体制

　「アレルギー疾患対策の実施体制」では，「保育所における各職員の役割」について次の3つがあげられている。

○保育所は，施設長のリーダーシップの下，各職員の役割を明確にし，組織的なアレルギー疾患対策を行うための体制づくりを行うことが重要です。
○保育所において，アレルギー対応に組織的に取り組むに当たっては，日々の確認や記録をとることや，火災や自然災害などが発生した場合を想定した準備も重要です。
○看護師や栄養士が配置されている場合には，地域の医療関係者との連携や食物アレルギー対応等において，その専門性を生かした対応が図られることが重要です。

　保育施設では，アレルギー対応の基本原則に基づき，施設長をはじめとして，保育者，調理担当者，看護師，栄養士などの全職員が図2-1に示すそれぞれの役割を理解し，生活管理指導表に基づき，組織的に対応するための体制づくりが求められている。

　施設長は，副園長や主任保育者などと連携しながら，全職員がアレルギー対応の基本原則の共通理解のもと，組織的に対応できるよう，保育施設独自のマニュアルづく

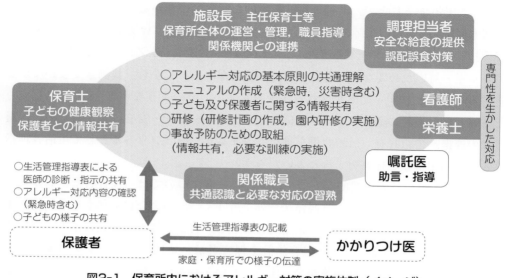

図2-1　保育所内におけるアレルギー対策の実施体制（イメージ）
出典）厚生労働省：保育所におけるアレルギー対応ガイドライン（2019年改訂版），2019

りや職員研修の機会，保育施設の体制を整備し，管理・運営をする役割がある。

　保育者の役割は，ガイドラインに示されるアレルギー対応の基本原則を理解したうえで，各保育施設におけるマニュアルに即して，各々の保育者が役割を分担し，対応の内容に習熟することである。特に，担当するクラスのアレルギーをもつ子どもの把握，保護者との信頼関係の構築など，担任保育者は保護者からの相談窓口となるため，一番に情報を得やすく，変化にも気づきやすい立場にある。そのことを踏まえて，万が一事故が起こったときは，適切な判断，迅速対応ができるように，常日頃から危機意識を高くもって保育を行う。

　調理担当者の役割は，給食の提供にあたって，除去食品の誤配・誤食などの事故防止および事故対策を行うことである。また，子どもの安全を最優先として，保育者と連携し，安全な給食提供環境を整備することが重要である。

　栄養士の役割は，ガイドラインに示される食物アレルギー対応の基本原則に基づいて献立を作成し，栄養管理を行うことである。全体的な計画の中の食育計画の作成の際には，食物アレルギーについて十分考慮するなど，栄養士としての専門性を生かした助言，対応が望まれる。また，保育者とともに，食物アレルギーをもつ子どもおよびその保護者への栄養指導を行うことや，子育て支援として，地域の子育て家族に対して，食に関する相談や支援などの食育の取り組みを行い，食物アレルギーに対する理解の促進を図ることである。

　看護師の役割は，各保育施設における保健計画の策定にあたり，アレルギー対応についても十分に考慮すること，保護者から情報を得ながらアレルギーをもつ子どもの

健康状態を評価することである。また，嘱託医，子どものかかりつけ医，地域の医療機関と連携して対応を図ることも，看護師としての専門性を生かした役割である。さらに，その専門性を生かして，これらの医療従事者などの意見や，アレルギー疾患の治療に関する最新の知見を，施設内の他の職員や保護者に正しく，かつ，わかりやすく伝え，保護者を含めた保育施設全体の共通認識としていくことも期待される。

　保育施設には，さまざまな職種や勤務形態の職員がはたらいている。そのような現状における組織としてのアレルギー対応の実施体制とは，お互いに役割を分担しつつも，お互いの専門性や役割を理解し，協力し合う組織体制をつくることである。保育者としても，他職種の仕事内容や役割について理解することは，お互いに信頼し合える組織体制の土台となる。

　また，外部の関係機関との連携も，アレルギー対応の組織構築には欠かせない。例えば，嘱託医や子どものかかりつけ医などの医療機関，地域のアレルギー専門医療機関，そして自治体などの行政機関である。地域における関係機関との連携体制は，ガイドラインでは図2-2のように示されている。

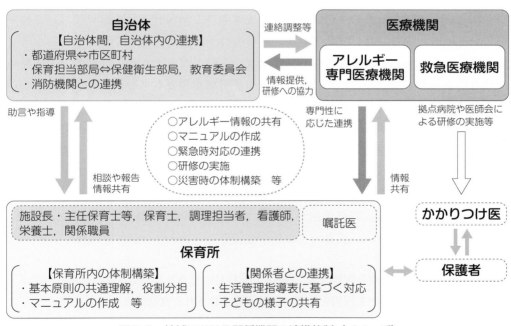

図2-2　地域における関係機関の連携体制（イメージ）

出典）厚生労働省：保育所におけるアレルギー対応ガイドライン（2019年改訂版），2019

　保育施設におけるアレルギー対応において，保育者としての知識や対応方法を十分に習得しておくことは重要であるが，医師の指示は欠かせない。そのため，嘱託医などの医療機関の積極的な参画・協力のもと，研修や危機対応について連携することが重要である。特に近年は，災害時の体制構築も喫緊の課題となっている。災害に備え

て，避難所となる近隣の小学校や消防機関，ボランティア団体，子育て支援事業所などの地域の関係機関との連携，そしてそれらをとりまとめる自治体による積極的な支援は，アレルギー対応に強い地域体制につながる取り組みとなる。

3）食物アレルギーへの対応

「食物アレルギーへの対応」では，「保育所における食事提供に当たっての原則」として次の3つがあげられている。

○保育所における食物アレルギー対応に当たっては，給食提供を前提とした上で，生活管理指導表を活用し，組織的に対応することが重要です。

○保育所の食物アレルギー対応における原因食品の除去は，完全除去を行うことが基本です。

○子どもが初めて食べる食品は，家庭で安全に食べられることを確認してから，保育所での提供を行うことが重要です。

　保育施設では，全体的な計画の中で食育計画を作成し，計画的かつ発達に合った保育のねらいを達成するための保育計画を作成することが保育所保育指針にも示されている。そのため保育では，食物アレルギーをもつ子どもも，そうでない子どもも同じように，食をとおして豊かな経験や，健全なからだの育成のための活動の工夫に努めなければならない。そのためには，まずは生活管理指導表をもとにして，事故がないように組織的な対応を行うことが欠かせない。生活管理指導表には，食物アレルギーの病型や除去食品，保育施設での生活上の留意点などと合わせて，緊急連絡先や緊急時に備えた処方薬を記入する欄も設けられている。アレルギーの症状は一人ひとり異なり，また成長が著しい乳幼児では，成長とともに寛解，発症することも多いことから，定期的な生活管理指導表の見直しが必要である。

　そのような取り組み，組織体制がとられていても，保育の場ではまだまだ，誤配・誤食事故が後を絶たない。誤食の主な発生要因として次の3つがあげられている。

○人的エラー（いわゆる配膳ミス（誤配），原材料の見落とし，伝達漏れなど）

○人的エラーを誘発する原因として，煩雑で細分化された食物除去の対応

○保育所に在籍する子どもが幼少のために自己管理できないこと　など

　配膳ミスや伝達漏れの対策としては，配膳カードをつけたり，トレー（おぼん）の色を変えたり，食事提供までに二重，三重のチェックを行うことなどがある。担当する職員がそれぞれに責任をもって管理し，声に出して連絡し合う体制を工夫する。また，そのような人的エラーを誘発する原因として，煩雑で細分化された食物除去による対応がある。例えば，行事や遠足などの園外保育，そして入園間もない4月や一時

預かりのときなど，いつもと違うときに起きやすい。そのため，毎日安全な給食提供を行い，安心して給食を食べることができる環境づくりのためには，完全除去か解除のできるだけ単純化された対応を行うことが基本である。また，アレルゲンを含まない食材や調味料も最近は増えてきており，食物アレルギーをもつ子どもも，そうでない子どもも，みんないっしょの給食メニューを増やすことで，誤配・誤食事故を予防することもできる。

　また万が一，事故が起こってしまった場合は，迅速な対応と合わせて，記録を残し，再発予防のための取り組みも重要である。なぜ事故が起きてしまったのか記録をとることで，客観的に分析することができ，"誰が悪かったのか"ということではなく，組織体制として見直すべき点を明らかにして，再発予防に取り組む。

（3）「保育所におけるアレルギー対応ガイドライン」第Ⅱ部：実践編の内容

　第Ⅱ部：実践編では，生活管理指導表に基づく対応の解説として，食物アレルギー・アナフィラキシー，気管支ぜん息，アトピー性皮膚炎，アレルギー性結膜炎，アレルギー性鼻炎について，乳幼児がかかりやすい代表的なアレルギー疾患として，それぞれの特徴，原因，症状，治療について，保育施設が対応を行うにあたって必要な情報が示されている。また，生活管理指導表に基づく適切な対応に資するよう，「病型・治療」欄の解説，「保育所での生活上の留意点」に求められる具体的な対応が解説されている。以下に，各アレルギーの特徴と保育施設での対応について示す。

1）食物アレルギー・アナフィラキシー

　食物アレルギーとは，特定の食物を摂取したり，さわったり，吸い込んだりしたあとに，誤った免疫反応によって，じんましんなどの皮膚症状，息苦しさなどの呼吸器症状，嘔吐などの消化器症状，あるいは倦怠感などの全身に生じる不利益な症状をいう。食物アレルギーの症状の多くは，原因食物を摂取して2時間以内など，急速に症状が現れる即時型が多い。

　またアナフィラキシーとは，アレルギー反応の症状が複数同時かつ急激に出現した状態をいう。その中でも，血圧が低下し，意識レベルの低下や脱力などの症状がみられる場合を，特にアナフィラキシーショックといい，直ちに対応しないと命にかかわる，重篤な状態をいう。

　緊急時に備えた処方薬としては，内服薬（抗ヒスタミン薬，ステロイド薬）やアドレナリン自己注射薬（エピペン®）がある。保育施設における緊急時対応のための備えとして，エピペン®を預かっている場合は，子どもにアナフィラキシーが起こったとき，本人や保護者の代わりにエピペン®を注射する場合もある。そのため，緊急の際には，エピペン®の正しい使用や119番通報による救急車の要請など，速やかな対応が行えるように，常日頃から保育施設全職員の理解，保護者・嘱託医との連携体制を整えておくことが重要である。

2）気管支ぜん息

小児気管支ぜんそくは，主にアレルギーが原因で，気管支で慢性的に炎症が起こり，ゼーゼー，ヒューヒューという喘鳴を伴った呼吸困難が起こる。運動，大泣きをする，天候などの影響刺激によって気道収縮をきたし，発作となる。発作の治療薬としては，気管支拡張薬の使用が主である。吸入にあたっては，スペンサー（吸入補助器）を用いることが必要なため，保育施設職員は，この取り扱いについても習熟しておくことが望まれる。また，遊びや食事，午睡中などにも発作は起こりやすく，機嫌や呼吸の仕方など，普段と様子が違うという症状にいち早く気づけるように，日頃から子どもの観察には気をつけたい。

3）アトピー性皮膚炎

アトピー性皮膚炎は，皮膚にかゆみのある湿疹が出たり治ったりを繰り返す疾患である。多くの人は，遺伝的になりやすいアトピー素因をもっている。症状としては，顔，首，肘の内側，膝の裏側などに多く，強いかゆみを伴う湿疹が現れる。アトピー性皮膚炎では，かゆみや生活制限によるストレスなどによって，子どもや家族のQOL（生活の質）を大きく低下させる場合もある。適切な治療やスキンケアを行い，症状をコントロールすることが重要である。外用薬としては，ステロイド軟膏，タクロリムス軟膏，保湿剤がある。アトピー性皮膚炎の子どもは，保育施設での水遊びやプール，紫外線が強い夏場の屋外での活動や，汗をかく活動，体温が上昇する午睡前後，動物との接触などによって症状が悪化することがある。そのため，保護者と生活管理指導表のアトピー性皮膚炎に関する項目をもとに，適切な対応ができるように，よく話し合っておく必要がある。

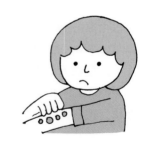

4）アレルギー性結膜炎

アレルギー性結膜炎は，目に入ったアレルゲンによって，目の粘膜，結膜（白目）にアレルギー反応として炎症（結膜炎）が起こり，目のかゆみ，なみだ目，異物感，目やになどの症状を起こす疾患である。通年性アレルギー結膜炎では，ハウスダストやペットのフケや毛など，身の回りにあるものがアレルゲンとなる。一方，季節性アレルギー性結膜炎はスギ，カモガヤ，ブタクサなどの花粉が原因である。治療としては，抗アレルギー点眼薬，ステロイド点眼薬などによる薬物療法が主である。保育施設では，プールや屋外活動，植物の多い場所への散歩や遠足などに留意する。点眼や活動などの対応が必要な場合は，生活管理指導表のアレルギー性結膜炎の項目を用いて，保育施設での生活上の留意点について，保護者と相談し決定していく。

5）アレルギー性鼻炎

アレルギー性鼻炎は，鼻に入ってくるアレルゲンに対しアレルギー反応を起こし，くしゃみ，鼻水，鼻づまりの症状を引き起こす。通年性のアレルギー性鼻炎は，主に

ハウスダストやダニが原因で生じる。季節性アレルギー性鼻炎の主な原因は，スギ，カモガヤ，ブタクサなどの花粉である。治療としては，抗ヒスタミン薬，抗アレルギー薬の内服薬や点鼻薬がある。保育施設での対応が必要な場合は，生活管理指導表のアレルギー性鼻炎の項目の生活上の留意点において，保護者と相談のうえ，原因花粉の飛散時期での屋外活動や散歩などの園外活動を控えたり，寝具や布製のおもちゃの天日干しを控えるなどの対応を行う。

２．アレルギーに関する保育施設の安全管理

（1）健康状態の把握

　子どもは大人に比べて体力が低く，抵抗力も弱い。そのため，午前中は元気に遊んでいたとしても，午後から急な発熱や嘔吐がみられるような体調の変化がよくある。そのため保育者は，毎朝「おはよう」と一人ひとりに声をかけながら，顔色，機嫌を視診したり，スキンシップをとりながら，「熱はないかな？」「湿疹はないかな？」と触診を行うなど，子どもの変化にいち早く気づけるようにしている。また，「頭が痛い」「気持ちが悪い」など，子どもは自分の体調の変化を言葉でうまく表現できないことも多い。そのため，保育者が感じる「いつもと様子が違う」という気づきが，重症化を防ぐ鍵となる。

　特にアレルギーは，原因となる物質の摂取や接触によって，その症状が急激に発症，変化するため，保育者としてアレルゲンとなる食物や動植物，そしてアレルギーの種類，症状，応急手当について正しく知り，対応できるようにしておくことが必要である。

　また子どもの生活は，保育施設と家庭で分断されたり，異なるものであってはいけない。

　そのため，アレルギー対応においても，生活管理指導表に基づいた食事の除去内容や，かかりつけ医の指示，与薬や塗り薬の処方内容などについて，保育施設と家庭とが共有・協力して行っていくことが大切である。例えば，送迎時に「今日，○○ちゃん，午睡後に少しからだをかゆがったのでクリームを塗りました」などの保護者との送迎時のコミュニケーションや，連絡ノートを使った情報交換が行われている。保育施設と家庭で信頼関係を築きながら，子どもの健康状態を把握し，管理を行っていくことが大切である。

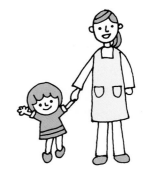

（2）子どもの安全

　心身の発達が未熟な乳幼児の生活には，多くの危険が存在する。そのため，保育者は常に子どもの安全・安心を最優先に考えながら保育を行い，事故防止としての安全管理に努めなければならない。では，どのように安全管理を行えばよいのだろうか。例えば，指導計画は保育活動の充実を図るだけでなく，活動のねらいや環境構成，予想される子どもの姿を書くことで，事前に保育の中で起こり得る危険に気づいたり，子どもの行動を予測することができるなど，安全を配慮した保育を設定することができる。

　また，乳児保育は複数担任で行うことが多いため，幼児クラスに比べて大人の目が多くあるが，担任同士で声をかけ合うことは非常に重要である。担任同士で十分な連携ができていなければ，「誰かがみていてくれるだろう」「いわなくてもきっとわかっているだろう」という他人任せや，油断などの気のゆるみが生じ，子どもを危険にさらしてしまうこともある。例えば，複数人で食事などの内容を確認するダブルチェックは，誤配・誤食対応としてよく行われている安全対策であるが，「○○先生がみてくれているからきっと大丈夫」とお互いに相手任せにしてしまい，事故が起こったという報告もある。さらに，子ども一人ひとりの身体的な発達，アレルギーや持病などの既往歴を把握し，万が一の場合のときにも慌てず，対処できるように，手順や役割について具体的に職員同士で話し合い，家族や看護師，嘱託医やかかりつけ医とも連携しておくことも欠かせない。日頃から，朝礼や職員会議などで情報の共有や連携体制を整え，定期的に研修を行うことが，子どもを危険から守ることと，保育者としての自信にもつながる。

　しかし，いつでも大人が子どもを危険から守ってあげられるわけではない。そのため，子ども自身が危険に気づき，安全に過ごす力をつけていく安全教育も保育では必要である。例えば，給食の配膳時でも，除去対応の子どもに「今日はハンバーグとスープが卵を除去したA君用の給食です」と除去内容を伝えて配膳するのと，「これ，A君の給食です」と配膳するのでは大きく違う。なぜなら，除去内容を伝えて配膳されれば，自分でどのおかずをおかわりしていいのか気づくきっかけになったり，自分は何が食べられて，何を食べてはいけないのかということに関心をもつことができる。すると，友だちの家や外へ遊びに行ったときなど，担任や保護者などA君の食物アレルギーを知っている大人がいない場面でも，子どもが自分で「これは食べられるかな？」と注意をすることができる。

　食物アレルギーがあることや，除去をしていることは，子ども一人ひとりの性格や発達が異なることと同じように，現代の多様性社会では特別なことではなくなってきている。そのため，人と違うことを隠したり，ごまかしたりするのではなく，きちんと向き合い，理解するという姿勢を，保育者が見本となって示していくことが必要である。

　その結果，子ども自ら危険に気づいたり，身を守る知識を身につけたりして，安全で，安心して生活する力が身についていくのである。

3．アレルギーに関する保育施設の危機管理

（1）保育施設におけるアドレナリン自己注射薬（エピペン®）の扱い

　アレルギーをもつ子どもの増加や，小児用のアドレナリン自己注射薬（以下，エピペン®）が処方されるようになり，保育の場でもエピペン®を預かり，必要に応じて処方することがある。本来，エピペン®は，本人または保護者が自ら注射する目的でつくられたものであり，子ども，もしくは保護者が管理，注射することが基本である。また，注射などの医療行為は，保育者には認められていない。しかし，緊急時においては，人命救助の観点からも「緊急避難行為」として違法性は問われないとされている。特に保育の場では，子どもの年齢などから自ら管理，注射できない場合は，本人に代わって保育者が注射することも想定される。また，厚生労働省令である「児童福祉施設の設備及び運営に関する基準」においても，「第10条　4　児童福祉施設には，必要な医薬品その他の医療品を備えるとともに，それらの管理を適切に行なわなければならない」と示されている。そのため，保育施設では，緊急時の嘱託医との連携や救急搬送の体制を整えておくとともに，いざというときのために，保育者が定期的にエピペン®の打ち方やAED（自動体外式除細動器）の使用方法などの研修を受けて，適切な対応ができる危機管理体制を整えておく必要がある（第4章第2節参照）。

　特に危機的な状況では，誰しも慌てて，パニックになってしまうだろう。しかし，適切な判断と，迅速な対応によって大切な命を守ることもできる。普段から全職員で危機管理に関しての体制，手順，方法について研修や訓練を行い，子どもたちを守ってほしい。

（2）アナフィラキシーの判断方法と対応

　保育施設において，食物アレルギーなどのアレルギーをもつ子どもでエピペン®を処方されていて，アナフィラキシーを疑う場合，緊急性の高い症状（p.8，図1-3参照）がひとつでもみられたら，エピペン®を使用すべきであるとされている。そして，そののち119番通報による救急車の要請など，速やかな対応が求められる。保育者として，子どもの命を守るため，危機対応の手順を必ず熟知し，実践できるようにしておかねばならない（第4章第2節参照）。

（3）緊急時の心構え

　研修などで緊急時の対応を学んでいても，多くの人は，まさか自分の周りでは起こらないだろう，自分に限ってそんなことはないだろうと感じている。しかし，その万が一の状況はいつ何時起こるかわからないのである。食物アレルギー事故の主な原因は人的エラーである。そのため，予防，対策によって多くの事故は防ぐことができる。しかし，自分がいくら気をつけていても，ひとりで子どもを守ることはできないため，職員間での連携が必要である。そして万が一の事故が起こったとしても慌てず，冷静に的確に判断し，適切な対応ができるように備えておくことが重要である。ひとりで何とかしようとせずに，まずは近くにいるほかの保育者を呼び，園長や主任に知らせ，エピペン®を使用すべき症状が出たときには，すぐにエピペン®を注射し，119番通報をする。そして，緊急時の対応を着実に行うことだけに集中する。

　保育の場は，笑顔が似合う場である。子どもの笑顔，保護者の笑顔，そして保育者である自分の笑顔がずっと続くように，確かな知識と実践力を携えて，保育にかかわってほしい。

4．子どもと保護者への援助と配慮

　食物アレルギーをもつ子どもの家族は，アレルゲンに対してとても気をつかっている。例えば，食べものの成分に気をつかい，肌に刺激の少ない衣類や寝具，せっけん，洗剤に気をつかい，外出時には汗や紫外線に気をつかい，万が一に備えてエピペン®などの処方薬や保湿剤をもち歩いて子どもの様子，機嫌に気をつかっている。一方アレルギーをもつ子どもは，アレルギー症状が出ると，自分ではどうしようもないほどにかゆくなったり，つらかったりして，機嫌よく遊べる状態ではない。そのため，子どももその家族も，時には疲れてしまうこともある。

　保育施設でアレルギーをもつ子どもを預かるとき，保育者としては何をすべきだろうか。ひとつは安全に生活ができるように配慮することである。そしてもうひとつは，安心して生活し，預けられる場を提供することである。安心とは，事故が起こらないことだけではない。保育の安心とは，ホッとする，笑顔になれる，そのような関係や場でもある。

　例えば次のような事例で考えてみよう。

　　ある日，重篤な食物アレルギーをもつ子どもが保育施設に入園してきた。3歳の男の子で，小麦，乳，卵，えび，かにの除去が必要であった。給食では，母親が献立とその成分表をみて，除去するメニューにチェックを入れて担任に提出をしてい

た。代替食として弁当を持参し，食べられるものはほかの子と同じメニューを食べて対応していた。しかしある日，小麦を含むおかずを食べてしまい，アナフィラキシー症状が出てしまった。原因は，母親の成分表の見落としであった。

　この事例の責任は母親だけにあるのだろうか。そうではないと考える。例えば，給食のチェックを母親だけに任せていたこともいけない。保育施設には栄養士，調理員もいるため，ダブルチェック体制を整えておく必要があった。また，給食の成分表は詳細に記載されているが，アレルギー対応としてつくられていないので，み慣れていないと大変見づらい。そのため，職場復帰をしたばかりの母親が，子どもが寝静まったあとに，毎月この成分表をみてチェックしていたと思うと，見落としがあっても当然だと考えられる。母親は仕事と子育ての両立に疲れていたうえに，そのような事故が起こってしまい，どれだけ自分を責めたことだろうか。

　また，次のような事例もある。

　　2歳の女の子は卵と乳に食物アレルギーがあり，保育施設の給食も除去をしていた。アトピー性皮膚炎も全身にみられ，かゆみを訴えるときは，保育施設でも保湿剤を塗り，夏場でも紫外線にあたらないように長袖を着せていた。しかし，汗をかいたり，体温が上がると余計にかゆくなるので，よくからだをかきむしり，かゆいのと痛いので泣いてしまうことが多かった。母親は，子どもの衣類やからだの清潔には大変気をつかっていた。洗剤は柔軟剤などは一切使わず無添加のものを使い，衣類も綿100％素材にこだわっていた。朝は必ずシャワーをさせてから，保湿剤を全身に塗り，登園をさせていた。また，子どもがかゆくて泣いてしまうときは，抱っこをしながらていねいに受けとめていた。しかし，この保育施設では生活管理指導表の提出を年度初めに求めているが，この母親からは提出されなかった。理由は，仕事をしていてなかなか子どもを病院に連れて行けないということだった。皮膚科やアレルギー専門の病院は，同じようにアレルギーに悩む親子で混んでいることが多い。仕事と子育ての両立でヘトヘトになっている中，1時間以上待たされる病院に，何度も通うのは確かに大変なことである。しかし保育施設としては，除去対応や保湿剤の使用のためには，生活管理指導表を提出してもらわなければならない。何度か声をかけると，母親はぽつりと「もう少しこの子の肌の状態がよくなったら，連れていきたいんだけど」と言った。

　本来病院は，つらい症状をみてもらい，必要な処置や処方をしてもらうために行くものである。しかし通院が長い親子にとっては，なかなか改善されない原因は，自分がきちんとできていないからではないか，先生に叱られるのではないか，と足が遠のくこともある。そして，そのような思いはなかなか周りには相談できず，ますます母親を追い詰めていってしまうこともある。

　このように，食物アレルギーをもつ子どもとその家族は，多くのことに気をつかい，周りを気にして，時に自分を責め，無理をしてでも頑張ってしまうことが多い。保育施設に預けることに関しても，相当な勇気と覚悟をもって預けていることだろう。

　そのような家族と出会ったとき，保育者として何ができるだろうか。食物アレルギーの症状がいろいろあるように，保護者の考え方もさまざまであるため，答えは簡単ではない。しかし，食物アレルギーについての研修を定期的に受け，確かな知識をもち，適切な対応ができる保育者が担任であったら，食物アレルギーをもつ子どもやその家族にとって，どんなに頼もしい存在になれるだろうか。また，保育施設に通えば書類の提出や除去食の協力など面倒なことも少なからずあるが，保育者から「お母さん，毎朝忙しいのにお弁当ありがとうございます。○○君，今日もとっても喜んで食べていましたよ」と一言伝えられることで，頑張ってきた保護者は，どんなにホッとするだろうか。

　食物アレルギーをもつ子どもとその家族への援助と配慮では，確かな知識に裏づけられた適切な対応を行う専門性と誠意あるかかわりが求められる。一方的に，保育施設の方針や協力を求めるのではなく，子どもとその家族が安全で安心して園生活を過ごせるために，よく話し合い，信頼関係を構築しながら，子どもにとって大切なことは何かをいっしょに考えてほしい。

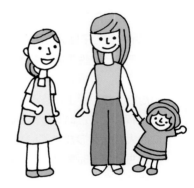

参考文献

・厚生労働省：保育所におけるアレルギー対応ガイドライン（2019年改訂版），2019
・厚生労働省：保育所保育指針，2017
・秋田喜代美・馬場耕一郎監修：保育士等キャリアアップ研修テキスト4　食育・アレルギー対応，中央法規出版，2018

事 例 紹 介

いつもと違う変化に気づく

　2歳のA子ちゃんは，乳にアレルギーがあり，除去を行っている。給食をいつもどおり食べて，午睡準備をしていると，からだが温かくなってきて全身がかゆそうな様子である。A子ちゃんは，食物アレルギーとアトピー性皮膚炎の症状があり，午睡前はよくかゆくなるため，医師から処方された塗り薬を塗ろうとした。しかし，目や口回りの赤みが強く，腹部にじんましんがみられ，いつもの症状と違うことに担任保育者は気づき，急いで主任保育者に報告した。給食メニューを確認して除去食の誤配・誤食がなかったかなども確認した。保護者に連絡をし，患部を冷やしていると症状はおちついてきた。後日，受診をしたところ，卵にもアレルギー反応があることがわかった。

　この事例は，担任保育者がいつもと違うA子ちゃんの様子や症状に気づき，迅速な対応をとることができた事例である。アレルギーの症状が出る原因はいろいろある。原因を探りながらも，症状への処置を行うことも必要である。そして，ひとりで「どうしよう」と思わず，すぐに近くの保育者や職員室にいる保育者に連絡を入れるようにしよう。

じんましんは食物アレルギーだから？

　B君は入園から今まで食物アレルギーという報告は受けておらず，保育施設でも除去対応は行っていなかった。しかし，ある日突然B君の母親から「昨日じんましんが出たので，今日から牛乳を飲ませるのをやめてください」と申し出があった。それまで，保育施設では牛乳を飲んでいたが特に変わった様子はなかった。しかし体調などによって症状が出ることもあるので，病院での受診をすすめて，牛乳を除去して様子をみた。しばらくしても，生活管理指導表の提出がないので，母親に最近の様子を聞いてみたところ「食物アレルギーじゃなかったと思う。じんましんが出たので食物アレルギーだと思って慌てちゃって」ということであった。

　この事例は，食物アレルギーについて保護者が敏感になり，誤った知識によって生じた事例である。雑誌やテレビ，ネットなどのメディアでも，食物アレルギーについてはよくとり上げられている。しかし，中には古い情報や，過剰な対応を示す情報もある。そのため，保護者支援の一環としても，保育施設や担任保育者は，アレルギーについて正しくわかりやすく，保護者や地域の子育て家族へ情報発信していくことが必要である。

コラム

食物アレルギーをもつ子どもとその保護者の心理

　保育所や幼稚園などの保育施設に勤務する保育者や給食担当者は，食物アレルギーをもつ子どもの保護者をどのような視点で支援したらよいだろうか。

　近年，花粉症やアレルギー性鼻炎，ぜん息などで苦しむ人は多く，さまざまなアレルギーについて広く理解されるようになってきた。食物アレルギーも同様に，その症状について多くの人びとに理解されつつあるものの，発症年齢に偏りがあることはご存知だろうか。

　食物アレルギー患者数は，0歳や1歳の乳児にもっとも多い。さらに，0歳や1歳の乳児期には，**3大アレルゲン**とよばれる卵・牛乳・小麦で発症するケースが多く，小学生になると甲殻類のアレルギーが増えるが，3大アレルゲンによる食物アレルギー患者数は減っていく。3大アレルゲンによる食物アレルギーは年齢とともに改善しやすいのである。

　しかし，改善までは，乳幼児にとっても，家族にとっても，保育施設にとっても大変な過程を乗り越えていかなければならない。基本的生活習慣が身についていない乳幼児は，病気を理解することもできなければ，病気を治すための努力もできない。ただ，その症状に苦しむだけでなく，友だちと同じものを食べることができない，友だちと同じ体験ができない，時にはみんなと離れ別の場所で食事をしなければならないつらい体験をするのである。

　そのため，多くの保育施設では，乳幼児の健康を守りつつ，安全で安心な園生活が送れるよう環境整備に力を入れている。給食担当者や保育者，看護師などが連携して，誤配・誤食事故が起こらないように細心の注意を払っている。そのほか牛乳パックなどのリサイクル用品を使用した子どもたちの製作活動にも気をつかうなど，園生活全般において配慮する点が多くある。

　乳幼児が保育施設より多くの時間を過ごす家庭内でも，同様の配慮がなされる。授乳が終わり離乳食を始めるときから，または早い子どもでは授乳時から，食物アレルギーと診断されると徹底したアレルゲン除去生活が始まる。母乳授乳の場合，母親は食事制限をし，育児用ミルクの場合はアレルギー対応のものを探さなければならない。子どもが普通の食事ができるようになると，保育施設同様のアレルゲン除去の生活が始まるのである。

　普段の食事においても，食物アレルギー症状をもたない家族まで，アレルゲン除去の食事をする家庭が多い。調理器具を別々に使用するなどの工夫をすることもできるが，調理器具が倍に増えたり，または何らかの形でアレルゲンが混入するおそれがあるため困難な点が多い。家族との外食においても，食物アレルギー対応が可能な店を探さなければならないなどの制限がある。

　そのほか日常生活だけでなく，旅行や友だちの誕生パーティー，保育施設でのクリスマスパーティーなど，友だちと同じ体験ができないわが子をみるつらさが保護者には多くあることを，保育に携わる人びとは理解していく必要がある。

　さらにアレルギーマーチといって，成長時期によって異なるアレルギー症状に変わっていく傾向があるといわれている。アレルギーマーチは保護者の不安をより高める要因でもある。

　日々そういった生活を送っている保護者を理解し，支えることも，保育に携わる人びとの大事な仕事のひとつである。保護者にとって何よりもつらいのは，そのような体質に産んでしまったと自分を責めることではないだろうか。子どもが症状に苦しむたびに，友だちと同じ遊びができないときに，みんなといっしょに食事ができないときに，保護者は自分を責め続けるかもしれない。まずはその苦しい気持ちに共感しよう。そして，保育者や給食担当者として大変な思いをするたびに，家庭でも毎日同じ思いをしている保護者こそが，もっともよき理解者であることを忘れないようにしよう。

学びの確認

1. 乳幼児によくみられるアレルギーには，食物アレルギーのほかにどのようなアレルギーがあるだろうか。
2. 危機対応の際に行う記録にはどのような意味があるのだろうか。
3. なぜ毎年，保育施設で作成する危機管理マニュアルなどの見直しが必要なのだろうか。

Q & A

Q　生活管理指導表をなかなか提出してくれない保護者がいます。どうしたらよいですか。

A　除去食対応が必要な子どもには，子どもの安全な食事提供，アレルギー対応のために，定期的に生活管理指導表の提出が必要です。保育者は病気の診断や治療はできませんが，子どもの変化や保護者の悩み，SOSに一番に気づき，寄り添える存在です。「忙しいから」の理由に隠された保護者の思いにまずは耳を傾けて，子どもの安全をいっしょに考えていける関係をもとに提出をお願いしましょう。

Q　食物アレルギー対応などのマニュアルが保育施設にもありますが，量が多くてじっくり読んでいられません。

A　マニュアルを最初から読み，理解することは大変なことです。しかし，毎年，子どもや保育施設の状況に合った内容に見直していくことは，とても大切です。マニュアルを作成し更新していくということは，職員全員で「保育所におけるアレルギー対応ガイドライン」などのガイドラインに沿って，保育施設の抱える問題や悩みを話し合い，解決策を考えることでもあります。マニュアルを作成，見直しすることによって，対応の共通理解や課題の共有ができます。

Q　アナフィラキシーのとき，救急車を要請したら，保育者がエピペン®を打たなくてもいいですか。

A　エピペン®を打つべきかどうか，判断に迷うこともあると思います。しかし，アナフィラキシーショックを疑う場合，緊急性が高いアレルギー症状がひとつでもみられる場合（p.8，図1-3参照）は，命にかかわる状態ともいえます。エピペン®を処方されていたら速やかに使用し，119番通報による救急車の要請をしましょう。適切な判断と迅速な対応が大切な命を救います。

第3章 食物アレルギーの給食対応

1．給食（保育施設でのおやつも含む）における食物アレルギーの対応

　給食における食物アレルギーの対応は，誤配・誤食・誤飲などの事故を防ぐために，できるだけ単純化された対応である「完全除去」または「解除」を基本とする。調理過程での混入や配膳ミスがないように，事故を予防する対応が望まれる。また，保育施設においては，食物アレルギーをもつ子どもが「初めて食べる」ことを避けることが重要である。新規の食物アレルギー反応が起こるか起こらないかは食べてみないとわからないことから，家庭で，保育施設で提供する量程度か，もしくはそれ以上の量を2回以上食べてみて何らかの症状が発症しないことを確認したうえで，その食物を給食で食べるようにするとよい。

　給食提供における食物アレルギー対応には次のような方法がある。

（1）献立表対応

　料理ごとの原材料をすべて献立表に記載する。栄養士，園長などが同席し，事前に保護者に献立表を渡す（毎月の献立を前月末など）。保護者は，献立表に基づいて「食べられる料理」「食べられない料理」を決めてチェックをし，保育施設へ渡し，子どもへ伝える。チェックした献立表を保護者，担任（保育者），給食担当者（栄養士，調理員）で共有する。チェックした献立表に基づいて，栄養士が除去食，代替食の献立を作成する。

　また，料理名に「卵入りコロッケ」というようにアレルゲン（アレルギー反応を起こす原因となる物質）を含む食品名（卵）を明記することにより，誤配・誤食を防ぐことができる。

（2）除　去　食

　原因食物（アレルゲン）を除いた給食を提供する。もっとも基本的な対応方法で，安全性を最優先に考えた際の食事である。基本は，アレルギー症状の出ない範囲での必要最小限の除去「（卵は）生では食べられないが加熱したものであれば食べられる，1個は食べられないが，10gまでは食べられるなど」を行うことにあるが，給食では事故を予防するために，繁雑な対応は行わない。原因食物を含む給食提供を「する」か「しない」かであり，個人対応は行わない「完全除去」が原則である。しかし，給食担当者，保育者の知識や技術があれば，個人対応を行うことは可能である。

　除去していた食物の「解除」を進めるにあたっては，医師の指導のもと自宅などで摂取して安全に食べられることを確認してから，保育施設での給食提供を行うことが重要である。

（3）代　替　食

　アレルゲンを含む食物を除き，代わりとなる食物を補った給食を提供する。食物アレルギー対応として，望ましい対応方法である。例えば，クリームシチューの献立で牛乳が食べられない場合は，牛乳の代わりに豆乳を使用するなどの対応である。エネルギーおよび栄養素量は，普通の給食とほとんど変わらないか近い状態になるように配慮する。

（4）弁当持参（完全弁当持参，一部弁当持参）

　保育施設の給食施設の問題や，食べることができない食品が多いなどの理由で，除去食や代替食の調理が困難な場合には，自宅から弁当を持参してもらう。この場合には，衛生面や栄養面での配慮，当日の給食とかけ離れた内容の弁当（食物アレルギーでない子どもがうらやむようなもの）にならないように，保護者に伝える。

　完全弁当持参とは，給食としてのすべての食事を弁当で持参することである。一部弁当持参とは，アレルゲンのある献立に代わる料理を，家庭から弁当で持参することである（例えば，小麦アレルギーで主食のパンが食べられない場合，主食のご飯を弁当にして持参し，おかずは，保育施設の給食を食べる）。弁当持参は，給食提供の立場からは，安全・安心であるが，保護者の負担が大きい。

（5）食物アレルギー対応食を全員が食べるみんないっしょの給食

　食物アレルギー対応食を食物アレルギーでない子どもにも提供し，すべての子どもが食物アレルギー対応の給食を食べる。調理の段階や給食提供時，食事中に原因食物の混入の心配がなく安全であり，食物アレルギーをもつ子どもは，食物アレルギーでない子どもと同じテーブルで給食を食べることができ，みんなでいっしょに楽しい給食の時間を過ごすことができる。食物アレルギーをもつ子どもの保護者の中には，み

んなと同じテーブルで給食の時間を過ごすことができない子どものことをかわいそうに思い，心を痛めている人もいる。みんないっしょの給食を月に数回提供している保育施設では，保護者からの喜びの声も届いている。みんないっしょの給食を提供するにあたっては，食物アレルギーでない子どもの保護者の理解が必要である。

（6）共通献立メニュー

　アレルギー症状を誘発するリスクの高い食物が少ない，またはそうした食物を使わないメニューをとり入れる。食物アレルギーのリスクを考えた取り組みのひとつである。

（7）離乳食における対応

　食物アレルギーの有無にかかわらず，給食提供をするすべての子どもの保護者に，離乳食で使用するすべての食材表を提示し，保育施設で使用する食物はあらかじめ家庭で何度も食べてもらい，問題がなければ給食提供を行う。

　食物アレルギーの発症を心配して，離乳食の開始や特定の食物の摂取開始を遅らせても，食物アレルギーの予防効果があるという科学的根拠はないといわれていることから，生後5〜6か月頃から離乳食を始める。離乳食を進めている途中で，食物アレルギーが疑われる症状がみられた場合は，自己判断をせずに必ず医師の診断に基づいて進める。食物アレルギーの診断がされている子どもについては，必要な栄養素を過不足なく摂取できるように，具体的な離乳食の提案が必要である。

（8）給食に使用する食材の選定

　加工食品や調味料の原材料表示をよく確認する。主要原因食品がなるべく入っていないか含有量がなるべく少なく，味，価格が妥当なものを検討する。原材料の確認をメーカーに直接問い合わせる必要がある。原材料の確認のとれないものは使用するべきではない。

　製造業者，納品業者に対しても，食物アレルギーについて問題意識を共有し，各品について，アレルギー物質に関する詳細報告書の提出を求め保管する。納品物の原材料が変更される際にも，書類提出を求める。同じ製品であっても途中で原材料が変わる場合があるので，納品のたびに確認を行う。

２．給食室の対応

（1）食物アレルギー対応食の専用調理スペースの確保

　食物アレルギー対応食の調理を行う専用の調理室が設置されていることが理想的で

ある。しかし，保育施設の調理室は狭い環境である場合が多いため，専用の調理室の設置は難しい。この場合は，通常の給食の調理を行う場所から少し距離を置いた調理室の一角に専用スペースを設け，そこに専用の調理器具などを配置することで対応が可能である。パーテーションを置いたり，床面に仕切りのラインを引くなどのゾーン分け（区分け）をするとよい。

（2）給食担当者全員の周知徹底

　食物アレルギー対応は，調理に携わるすべての人が情報共有をすることが重要である。その日の通常の給食献立，食物アレルギー対応食の内容と調理工程，注意点を給食担当者の朝礼やホワイトボードなどを活用して，全員に周知させる。遅番など時間差で出勤する職員も，作業を始める前に必ず確認をする。

（3）調理時の声がけ

　アレルゲンとなる食品を調理室にもち込むときや受け渡しを行うとき，調理工程中でアレルゲンとなる食品が加えられる前とあと，食物アレルギー対応の調理が完了したときなどに必ず，作業にかかわっている人が，周囲の調理員などに聞こえるように声に出して伝える。

（4）食物アレルギー対応食は最初に調理

　1台しかない調理器具などを普通食の給食の調理と食物アレルギー対応食の調理とで共用する場合には，食物アレルギー対応食の調理を最初に行う。また，揚げ物では，前に揚げた食材からアレルゲンが移行し，危険である。必ず新しい油を使用し，最初に揚げて，そのあと普通食の調理に使用する。

（5）食物アレルギー対応食がひと目でわかる盛りつけの工夫

　食物アレルギー対応食の盛りつけは，食器やトレー（おぼん）の色を変えるなど，ひと目でわかるような工夫をする。実際に保育施設ではさまざまな対応を行っている（章末事例3参照）。

　個別のトレーに子どものクラス，氏名，除去食品を記入した名札（プレート）を置いているのが一般的である。除去食品のイラストを書き添えている保育施設もある（図3-1）。

　個別のトレーは保育者に手渡しをするが，保育者といっしょに確認をしっかり行う。実際の確認の仕方は，第5節　給食室と保育室との連携を参考にされたい。

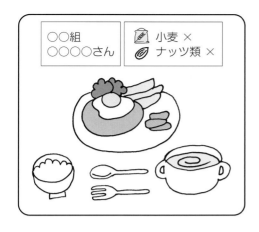
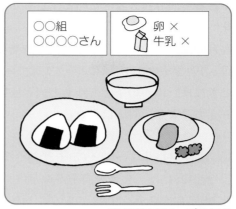

※すべてをラップで包む

図3-1　食物アレルギー対応食の盛りつけ例

3．保育室の対応

（1）事前準備

① 朝の時点で食物アレルギーをもつ子どもの出欠を確認し，担当クラスの献立表をみて，その日の給食のアレルゲンを同室の保育者全員で確認する。

② ホワイトボードなどに子どもの名前，除去食のメニュー，アレルゲンを記入し，保育室の目につく場所に置く。

③ 給食時に必要なものを用意する（テーブルクロス，エプロン，座席表，口拭き，台拭き，床拭き雑巾，バケツなど）。保育室に職員用の流し台がない場合には，多めの台拭きや雑巾を用意し，すすぎの必要がないように準備をしておく。

（2）座　　　席

給食対応が必要な食物アレルギーをもつ子どもが座る位置は，常に一定にしたり，別机にしてほかの子どもの席と離すなどの配慮をする。特に乳児の場合には，ほかの子どもの手が届かない位置まで離す。食物アレルギーをもつ子どもが孤立しさびしい思いをしないように，保育者の近くに机を固定するとよい。また，座席が離れていても，みんなの顔が見えるように配置をすれば，さびしい思いを軽

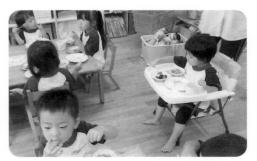

除去食，代替食を食べる子どもの座席

43

減できる。同じ除去食を食べる子どもが複数いる場合には，その子どもたちでグループをつくって給食を食べる。

　座席の配置については，除去食の有無にかかわらず座席を離して固定している保育施設（座席をその日の給食によって変えていると誤配が起こる危険がある）や，除去食がないときには，ほかの子どもたちと同じ座席にしている保育施設など，保育施設の事情や考え方により，対応は異なる。

（3）食物アレルギーをもつ子どもへの配膳

① 配膳時には，保育者同士が声がけをして確認をする。

② 担当保育者が，子どもの名前，除去内容を確認し，子どもの正面に配膳をしてからすぐに子どものそばに座る。

③ 原則としては最初に配膳をするのが安全だとされているが，保育施設によっては最後に配膳をするほうが安全だとしているところもある。どちらであっても，誤配事故などが起こらないように対応ができていれば問題はない。しかし，最後に配膳をする場合，みんなの机に給食が配膳されていくのをみて食物アレルギーをもつ子どもはさびしい思いをしているかもしれない。

④ 食事のあいさつ「いただきます」が済むまでは，ラップまたはふたをとってはいけない。

（4）食　事　中

① 担当保育者は，食事が終了するまで子どものそばを離れないようにする。やむを得ず席を離れなければならないことがあるので，保育室では食事時間は，2人以上の複数の保育者で対応する。

② 食物アレルギーをもつ子どもがほかの子どもの料理を食べたりさわったり，拾い食いをしないように，またほかの子どもが食物アレルギーをもつ子どもの料理をさわらないように，十分に気をつける。子どもたちに，こぼさないように食べることや，下に落ちたものは口に入れないように伝える。

③ こぼしたらすぐに拭く。

④ お手拭きは個人のものを使用し，使い回しをしない。

⑤ テーブル拭きや床を拭いた雑巾は，子ども用の流し台ですすがないようにする。

（5）食後から片づけ

① 最初に食物アレルギーをもつ子どもの給食の片づけをする。清掃が済むまで食物アレルギーをもつ子どもを別室で待機させる。

② 担当保育者が，食物アレルギーをもつ子どもの服が汚れていたときの着替えや手拭き・口拭き，片づけまで責任をもって行う。

③ ほかの子どもの食べたものが，子どもや保育者のエプロンや服についていて，しばらくしてから落ちることがあるので，食後には服をはらい，④の清掃時にすべて除去されるようにする。

④ 食べこぼしに注意しながら，保育室の机，椅子，隅々までていねいに掃除をする。机や椅子は別の台拭きで拭く。

⑤ 飲み残した牛乳は，保育室内の流し台に捨てないようにする。

⑥ ごみは，子どもの手の届かないところに捨てる。

⑦ 「食後点検表」などに基づき点検を行い，清掃終了後にサインをする。

４．弁当持参（給食提供ができない場合）の対応

（1）弁当の預かりと管理

１）前日まで

「弁当持参者チェック表」などにより，栄養士（給食担当者）は翌日の弁当持参の内容について，朝礼などで全職員に伝達し周知徹底をする。保育者が伝達する場合もある。

２）通常の保育中

担当保育者が必ず保護者から手渡しで弁当を預かる。「弁当持参者チェック表」など名前や弁当内容が確認できる用紙を見ながら行う。弁当箱・弁当袋に名前が明記してあること，弁当内容を確認する。名前を確認した用紙に受領のサインをする。「パンの代わりのご飯ですね」と口頭確認も行う。受けとった弁当は，職員室などの安全性・衛生面に配慮できる所定の場所で保管をする。スクールバスを利用する子どもの弁当の預かりも，バス乗り場まで送ってきた保護者や家族から保育者が受けとり，確認をする。

３）早朝保育の時間

預かり時の確認内容や保管方法は，通常の保育中と同様である。

（2）配膳時

① 弁当の保管場所の職員に聞こえるように「りす組のA君の弁当をもっていきます」と弁当袋の名前を読み上げ，弁当をもち出すことを伝える。

② 「弁当持参者チェック表」などの「持ち出し」欄にサインをする。

③ 一部弁当の場合には，給食室に立ち寄り，栄養士（給食担当者）の確認のもと，専用のトレー（おぼん）に給食とともに弁当をのせ，「配膳確認表」などにサインをする。

④ 完全弁当の場合には，一部弁当と同様の確認を行い，保育室へ直接運ぶ。

（3）弁当箱の返却

① 弁当箱は，降園の際に担当保育者から保護者へ返却する。

② 食べ残しは，そのまま家庭へもち帰ってもらい，保護者が子どもの喫食量を確認できるようにする。

③ 翌日以降の弁当持参について，確認事項があれば，保護者と確認を行う。

5．給食室と保育室の連携

（1）職員朝礼時

① 子どもの出欠席状況（早退，遅刻），体調など，家庭からの連絡事項を報告する。

② 栄養士（給食担当者）が，除去食や弁当持参の内容を報告し，全職員に周知させる。除去食や弁当持参の内容は，保育者が報告する場合もある。朝礼に出席できない早番や遅番の職員にも伝達をし，周知徹底する。

（2）配　膳　時

① 給食室から給食を受けとるときには，渡す栄養士（給食担当者）と受けとる保育者間で，献立表，食物アレルギーをもつ子どもの名前と除去内容を必ず確認する。その際には，声に出して伝える，復唱をするというように口頭確認を行う。食材変更のある場合は，変更内容を記入した「連絡カード」をつくり，給食室から保育室への情報伝達を確実に行う。

② リフトやワゴンなどで食事を運ぶ場合にも，保育者が給食を受けとるときに必ず確認を行う。また，リフトで給食を上げる順番やワゴン内の置き場所を給食担当者と保育者間で事前に打ち合せをしておく。

③ 栄養士（給食担当者）は，個人のトレー（おぼん）の除去食の内容を確認し，「配膳確認表」「連絡カード」などにサインをし，保育者は給食を受けとり，「配膳確認表」などにより，除去食の内容に不備や誤りがないか確認をし，受けとり欄にサインをする。

④ 給食を受けとった保育者は，直接保育室に給食を運び，子どもに提供する前にクラスのほかの保育者に聞こえるように声を出して「Ｂちゃんの給食はきびめんのナポリタンと，豆乳と米粉のクリーム煮で，牛乳と小麦粉抜きです」と言う（複数確認）。

【給食受け渡しの確認例】

◇**栄養士（給食担当者）**：「今日の食物アレルギー対応食の確認をお願いします。うさぎ組のBちゃんの除去食品は，牛乳と小麦粉です。献立は，スパゲティナポリタンの代わりにきびめんのナポリタンで，ミルク煮の代わりに豆乳と米粉のクリーム煮です」

◇**保育者**：「はい，うさぎ組のBちゃんの除去は，牛乳と小麦粉ですね。献立は，スパゲティナポリタンの代わりにきびめんのナポリタンで，ミルク煮の代わりに豆乳と米粉のクリーム煮ですね（牛乳と小麦粉抜きですね）」

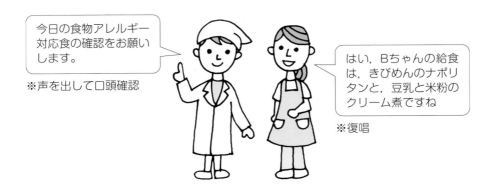

今日の食物アレルギー対応食の確認をお願いします。

※声を出して口頭確認

はい，Bちゃんの給食は，きびめんのナポリタンと，豆乳と米粉のクリーム煮ですね

※復唱

参考文献

・厚生労働省：保育所におけるアレルギー対応ガイドライン（2019年改訂版），2019
・安藤京子編著・小野内初美・渡辺香織ほか：愛知文教女子短期大学がお届けするみんないっしょの楽しい給食，芽ばえ社，2013
・岩田章子・寺嶋昌代・小野内初美ほか：新版　子どもの食と栄養，みらい，2018
・伊藤仁美・澤田紀子著：子どもたちの健やかな育成のために　給食事業部だより，公益財団法人児童育成協会児童給食事業部，2019
・「授乳・離乳の支援ガイド」改訂に関する研究会：授乳・離乳の支援ガイド2019年改訂版，厚生労働省，2019
・平成30年度厚生労働行政推進調査事業費補助金（厚生労働科学特別研究事業）アレルギー疾患マニュアル開発のための研究：小児のアレルギー疾患　保健指導の手引きQ＆A，日本医事新報社，2016
・伊藤浩明監修：おいしく治す　食物アレルギー攻略法，認定NPO法人アレルギー支援ネットワーク，2014

事例紹介

事例 1

**ビュッフェ方式（料理をセルフサービスでとり分ける）による
選択メニュー（福井市さくら認定こども園の取り組み）**

　食物アレルギーをもつ子どもはほかの子どもとメニューが異なり，誤食事故予防のためにひとり離れた座席で食事をすることになりさびしい思いをしている。

　当園では，ランチルームでの選択メニューにより，食物アレルギーでない子どもでも，アレルギー対応食を選べるようにしている。食物アレルギー対応の給食は，全園児数の半数を用意し，アレルギー対応食を選んだ子どもは，食物アレルギーをもつ子どもと同じテーブルで給食を食べることができる。食物アレルギーをもつ子どもも，ほかの子どもと同じテーブルで会話をしながら安心して楽しく食事ができるのである。

　ビュッフェ方式では，子どもは自分で全種類の料理をとり分ける。とり分ける量は見本が盛りつけてあり，個数が決められている料理以外は自分が食べられる量をとり分け，選んだ料理は，残さずに食べきるようにしている。おかわりもできる。食物アレルギーでない子どもは自分で納得してアレルギー対応食を選択する。普通食では，自分が食べたい料理が少なくなってしまった場合，子どもたちが譲り合ったり，話し合いをして配食を決めている。

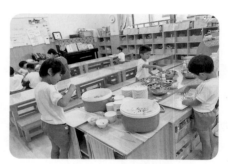

ビュッフェ方式による選択メニュー

事例 2

平成30・31年度「愛知県現任保育士等キャリアアップ研修」に
参加した保育施設の職員（保育士，栄養士等）が考えた
安全で効率のよい食物アレルギー対応

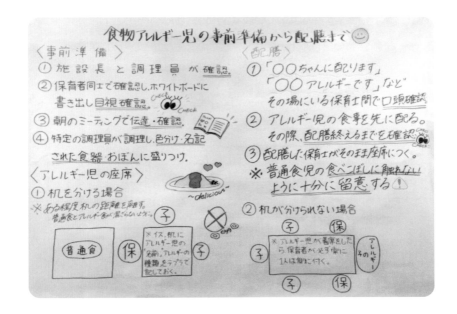

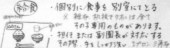

事例 3

保育施設での食物アレルギーに関する給食対応の実際

食事の運搬時・配膳時に食物アレルギーをもつ子どもの食事を間違えないようにするための工夫

方　法	実　例
1. 食器・トレーの区別	① 食器の色を変えている（専用の食器） ② トレーを分けている（専用のトレー） ③ 食物アレルギーをもつ子どもの給食だけトレーの上に置く ④ トレーにのせたまま食物アレルギーをもつ子どもへ提供する ⑤ ふたをつける
2. 名札など	① ラップをかけ，付箋をつける ② ラップをかけ，名前を記入する ③ ラップをかけ，除去内容の札を置く ④ 名前を書いた名札をつける ⑤ 名前を書いた紙を置く ⑥ 名前，アレルゲン（食材のイラスト）を書いた札をトレーに置く ⑦ 名前，アレルゲンを書いたラベルをラップをした給食の上に置く ⑧ 洗濯ばさみに付箋をつけ，洗濯ばさみを食器につける ⑨ 調理室で調理員が，代替食に名前を書いたシールを貼る ⑩ 給食担当者がワゴンに名前，アレルギーの種類の紙を貼る ⑪ 弁当箱に名前カードをつける（委託給食会社） ⑫ 除去内容の札をつける ⑬ 席を決め，席にテープを貼る ⑭ 席に名前を書き，いつも決まった席で食べる
3. 食物アレルギー食を入れる専用容器	① アレルギー用のタッパーに入れる
4. 確　認	① 一人ひとりが確認する（給食担当者，配膳する保育者，いっしょに食べる保育者） ② 代替食を受けとった保育者は「○○ちゃんの代替食を置きます」と同室の保育者に周知する ③ 給食担当者から保育者に除去食，代替食を渡す際に声がけで確認する ④ チェック用紙を使用する ⑤ 名前，クラス，除去食品名を記入したカードを運搬，配膳時によくみえるように置く ⑥ さまざまな場での食物アレルギーをもつ子どもの食事の確認は，2人以上（複数）で行う ⑦ 給食室から運ぶときに，給食室から声がけ，それを保育室で伝え共通理解を図る ⑧ テーブルに食事が配膳されたら食物アレルギーをもつ子どもと保育者と2人で確認する ⑨ 除去食品を書いたものを掲示する ⑩ 配膳前に食物アレルギーをもつ子どもの一覧表で確認する ⑪ 献立表で担任が確認し，本人に配る ⑫ チェック用紙を使用する ⑬ アレルギーボードをつくり，配膳時全職員が必ず口頭で確認し合う ⑭ クラスと職員室で毎日確認，チェック連絡をとり合う ⑮ 配膳前に食物アレルギーをもつ子どもの一覧表で子どもの名前と食事を確認する ⑯ 事前に保護者とやりとりしたシートをトレーの上にのせ，配膳前にチェックする ⑰ 保育者への受け渡し時に栄養士がアレルゲンの説明をする

方　法	実　例
	⑱ 朝の時点で給食室，保育室において食物アレルギーをもつ子どもの一覧表で除去食品名の確認を行う
5．おかわり	① 別で配膳する
6．調　理	① アレルギー食はひとりの調理員が担当する ② 別なべに名札をつける ③ 調理員が別テーブルに用意する ④ 配膳台にいっしょに置かない ⑤ 食物アレルギーをもつ子どもの食事をいっしょに並べない
7．運　搬	① 運ぶかごは別にする ② 運搬は別にする ③ 食物アレルギーをもつ子どもと保育者と2人で配膳，運搬する ④ 保育者が献立をみて，代替，除去を確認し，栄養士から受けとる ⑤ 除去食は保育者が給食室へとりに行く ⑥ 三段ワゴンの一番下へ置き調理員が運搬する ⑦ ワゴンに入れて食物アレルギーをもつ子どもの食事を運搬する場合，除去食，代替食は食物アレルギーでない子どもの食事と同じ場所や近くに置かない ⑧ 食物アレルギーをもつ子どもの給食のみ栄養士が保育室にもってくる
8．配　膳	① 一番最初に配膳する ② 一番最後に配膳する ③ 献立表で担任が確認し，本人に配る ④ 声に出して置くことを知らせる ⑤ 食物アレルギーをもつ子どもの給食は手渡しで，直接渡す ⑥ 保育者が机まで運ぶ ⑦ 保育室で保育者同士が声を出して確認する

出典）平成30年度「愛知県現任保育士等キャリアアップ研修」に参加した保育所の職員（保育士，栄養士等）のアンケート調査より筆者作成

給食時間に配慮していること

方　法	実　例
1．食物アレルギーをもつ子どもへの配慮	① 楽しく食事ができるように配慮する ② 机を離しているのでさびしい思いをさせないように声がけを行う ③ 自分だけ違うものを食べていることを感じさせないよう配慮する ④ 顔色，急な咳，顔の赤み，湿疹がないか確認する ⑤ 食前食後にせっけんで手洗いする ⑥ 食物アレルギーをもつ子どもがほかの子どもの食事を触ったらせっけんで手を洗う ⑦ 口拭きタオルで口の周りをきれいにする ⑧ 常に意識し，目を離さない ⑨ 保育者がそばにつき見守り離れない ⑩ 保育者が間に入り見守る ⑪ 安全に食事をしているか確認する ⑫ 拾い食べをしないように声がけを行う ⑬ 食べこぼしはすぐに拾う ⑭ 食事中はほかの子どもとの接触は避ける ⑮ 間違えて食べない（誤食しない）ように注意を徹底する ⑯ ほかの子どもの給食が混ざらないようにする ⑰ 誤ってアレルゲンがつかないようにする ⑱ ほかの子どもとの給食の交換をしないようにする ⑲ ほかの子どもが食物アレルギーをもつ子どものトレーや給食をさわらないように注意する

方　法	実　例
	⑳ 食物アレルギーをもつ子どもがほかの子どものところへ手を出さないか注意する ㉑ ほかの子どもが食物アレルギーをもつ子どものそばを通らないようにする ㉒ 最初に食物アレルギーをもつ子どもに配膳する ㉓ その子の能力にあった援助を行う ㉔ 食後はその場で着替える
2.　保育者の体制	① 保育者2名が各テーブルにつく ② 食物アレルギーをもつ子どもの対応スタッフをクラスに1名配置する ③ 担当保育者を決める ④ 担当保育者が少しでも席を離れるときは，ほかの保育者に席についてもらってから動く ⑤ 1対1でかかわる ⑥ 食物アレルギーをもつ子どもの担当は，ほかのテーブルの介助はしない ⑦ クラス内では食物アレルギーでない子どもも含めて保育者が余裕をもって援助できる人数で食事をとり，ていねいに援助する ⑧ 食事が提供されると同時に保育者が隣に座る ⑨ 食物アレルギーをもつ子どもにつく保育者は，該当児が食べ終わるまで食事をしない ⑩ 保育者が食物アレルギーをもつ子どものそばについてから配膳する
3.　席	① 席を離す ② 席を離しても，子どもたちがお互いみえる位置にする ③ ほかの子どもたちとなるべく同じテーブルにするため，食物アレルギーをもつ子どもの隣の子は，なるべくおちついた子どもを配置する ④ 確実に離す ⑤ 机を固定する ⑥ 席は離れていても，みんなが顔を合わせて食べられる配置とする ⑦ 食物アレルギーをもつ子どもはまとまって食べる
4.　おかわり	① 置く位置を別にする ② 担当保育者か調理員が必ず行う ③ おかわりができるかできないかあらかじめ確認する ④ 全職員が子どものアレルゲンを把握する ⑤ 除去食を食べたあとのおかわりの注意（確認） ⑥ 食物アレルギーをもつ子どものおかわりを用意する
5.　食物アレルギー食の情報共有	① 今日のアレルギー食は何か伝え合う ② 全職員が子どものアレルゲンを把握する
6.　喫食時間	① だらだらと時間をかけないようにする ② その子に合った時間で食事提供をする
7.　移　動	① アレルゲン食材がある場合，給食終了まで子どもの行き来はしない ② 全員の足の裏もしっかり拭いてから離席する
8　おしぼりタオル，雑巾	① アレルギーをもつ子ども専用に，大きさや形が違うものを用意する ② 使用する雑巾を分ける
9.　食事量	① 食べられる量を子ども自身が知り，食事ができるようにする

出典）平成30年度「愛知県現任保育士等キャリアアップ研修」に参加した保育所の職員（保育士，栄養士等）のアンケート調査より筆者作成

レシピ紹介　特定原材料7品目除去

おまめカレー（4人分）

〔材料・分量〕

米	200g
水	240mL
たまねぎ	200g
にんにく	4g
にんじん	120g
ひよこまめ（ゆで）	120g
ツナ缶	120g
なたね油	20mL
純カレー粉	8g
ブイヨン	
水	400mL
無添加ブイヨン	
（食物アレルギー対応食品）	5g
食塩	3g
パセリ	8g

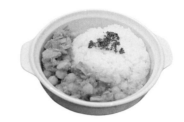

〈エネルギーおよび栄養素量〉（1人分）

エネルギー	344kcal	カルシウム	58mg
たんぱく質	13.1g	鉄	1.9mg
脂質	6.8g	食塩相当量	1.5g
炭水化物	56.3g		

〔つくり方〕

① 米は分量の水で炊く。

② たまねぎ，にんにくはみじん切りにする。

③ にんじんはすりおろす。

④ なたね油で②③，ツナ缶を炒め，カレー粉を加えてさらに炒める。ブイヨンとひよこまめ，食塩を加え10分煮込む。

⑤ 炊き上がったご飯にパセリのみじん切りを混ぜ皿に盛り，④をかける。

〔調理のポイント＆アドバイス〕

・豆類には，カルシウム，たんぱく質，ビタミンB_1などが豊富に含まれているため，不足しがちな栄養素を補うことができる。

・乾燥のひよこまめを使用するときは，一晩（8時間ほど）水に浸漬してからゆでる。

・ツナ缶以外に豚ひき肉などでもよい。

・A-1ソフトマーガリンを少量入れて米を炊くとピラフ風になり，また風味もよくなる。

・A-1ソフトマーガリンは，圧搾のなたね油を使用しており，また工程には牛乳，卵，大豆が混入しないよう製造されている。

・無添加ブイヨンにはアレルギー特定原材料等28品目不使用の顆粒タイプのものが市販されている。

・顆粒タイプのスープは，その製品自体に食塩が含まれるため，使用する際は，食塩量に注意する。

・ブイヨンは，以下に示す手づくりブイヨンでもよい。

手づくりブイヨン……香味野菜，豚ひき肉，ベーコンを煮込んでとった洋風だし

つくりやすい分量（できあがり量800mL）

〔材料・分量〕

水 …………………………………… 2L	たまねぎ ………………………… 100g
豚ひき肉 ………………………… 100g	パセリの茎 ……………………… 2本
ベーコン …… 50g（卵白不使用のもの）	セロリの葉 …………………… 2〜3枝
セロリ（葉柄）………………… 50g	ローリエ ………………………… 1枚
にんじん ………………………… 80g	

〔つくり方〕

① ベーコンは角切りにする。

② セロリ，にんじん，たまねぎは粗みじん切りにする。

③ 鍋に分量の水と①，②，さらにパセリの茎，セロリの葉，ローリエをタコ糸で束ねたものを入れ強火にかける。

④ 沸騰してきたら弱火にして，アクを除きながら2時間煮込む。

⑤ ④をこす。

〔調理のポイント＆アドバイス〕

・強火のままで煮込むとスープがにごるため，沸騰してきたら具材がおどるぐらいの火加減にし，こまめにアクを除く。

・残ったスープは，製氷皿などで凍らせて料理に必要な分だけ解凍して使うとよい。

・スープをとり終えて，こした具材はカレーや煮込み料理に利用できる。

サラダ風豆腐パスタ（4人分）

〔材料・分量〕

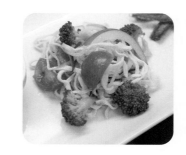

豆腐めん	……	40g
きゅうり	……	40g
ブロッコリー	……	40g
紫たまねぎ	……	20g
ミニトマト	……	40g

A
- オリーブオイル …… 20mL
- りんご酢 …… 8mL
- 食塩 …… 0.8g
- こしょう …… 少々
- 砂糖 …… 2g
- しょうゆ（小麦不使用）…… 5mL

〈エネルギーおよび栄養素量〉（1人分）

エネルギー	96kcal	カルシウム	38mg
たんぱく質	6.1g	鉄	0.7mg
脂質	5.9g	食塩相当量	2.1g
炭水化物	5.7g		

〔つくり方〕

① 豆腐めんは軽くもんでから5分ゆでる。

② きゅうり，紫たまねぎは薄切りにする。

③ ブロッコリーは小房に切りゆでる。

④ ミニトマトは半分に切る。

⑤ Aをよく混ぜ合わせる。

⑥ ①②③④を合わせ，⑤で和える。

〔調理のポイント＆アドバイス〕

・豆腐めんは豆腐をめん状にしたもの。

・豆腐めんのほかに雑穀（きび，あわ，ひえ）からできているめんもよい。雑穀めんは，そばやスパゲティの代替品にもなる。

・豆腐めんの代わりにビーフン，春雨でもよい。

・小麦を使用していないしょうゆのほかに，雑穀や大豆以外の豆類からつくられているしょうゆもある。

和風ポトフ風スープ（4人分）

〔材料・分量〕

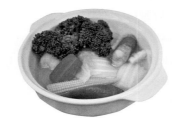

はくさい	150g
にんじん	30g
さといも	40g
ブロッコリー	80g
ヤングコーン	20g
ソーセージ（卵白不使用のもの）	80g
ブイヨン	
水	600mL
無添加ブイヨン	
（食物アレルギー対応食品）	7.5g
食塩	4g
こしょう	少々

〈エネルギーおよび栄養素量〉（1人分）

エネルギー	90kcal	カルシウム	18mg
たんぱく質	3.7g	鉄	0.3mg
脂質	6.5g	食塩相当量	0.4g
炭水化物	4.4g		

〔つくり方〕

① はくさいは短冊に切る。

② にんじんは3cmの長さのまき割り状にする。

③ さといもは一口大に切り，下ゆでする。

④ ブロッコリーは小房に切り，ゆでる。

⑤ ヤングコーンはゆでる。

⑥ ソーセージは斜めに半分に切る。

⑦ ①～③，⑤，⑥をブイヨンで煮る。

⑧ ⑦を食塩，こしょうで調味し，④を加えさっと煮る。

〔調理のポイント＆アドバイス〕

・ソーセージやベーコンのつなぎには，卵白が使用されていることが多いため，原材料の表示を確かめる。

・はくさいは，白い軸の部分と葉の部分を分け，先に軸から煮込むと柔らかく仕上がる。

・さといものぬめりを除くには，食塩を入れてゆでて水洗いをする。

・ソーセージを豚バラ肉にしてもよい。

・ごぼうやれんこんなどの根菜類を使うと食物繊維が摂取できる。

・小規模の保育施設などでは，下処理した食材と調味したブイヨンを耐熱容器に入れ，スチームコンベクションオーブンで調理することもできる。

おさつプリン（4人分）

〔材料・分量〕

さつまいも	100g
豆乳	200mL
粉寒天	1.4g
米粉	5g
水	米粉の2倍量
砂糖	20g

【カラメルソース】

砂糖	20g
水	20mL
湯	5mL

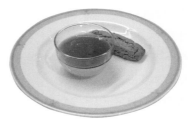

左：おさつプリン
右：レッドビーンズクッキー（p.58）

〈エネルギーおよび栄養素量〉（1人分）

エネルギー	100kcal	カルシウム	17mg
たんぱく質	2.2g	鉄	0.8mg
脂質	1.1g	食塩相当量	0g
炭水化物	20.7g		

〔つくり方〕

① さつまいもは1cm幅の輪切りにして蒸し皮をむいて，熱いうちに裏ごす。

② 粉寒天を豆乳に振り入れ混ぜ，10分膨潤させる。

③ ②を煮溶かし，米粉（水溶き），砂糖，①を加えて混ぜ合わせて煮る。

④ 型に流し，冷やし固め，カラメルソースをかける。

【カラメルソース】

① 鍋に砂糖，水を合わせて火にかけ濃い目のアメ色になったら湯を加える。

〔調理のポイント＆アドバイス〕

・さつまいもは，甘味のある安納いもなどを使うとよい。

・さつまいも以外にかぼちゃもよい。

・豆乳は，加熱しすぎると凝固するためなめらかなプリンに仕上がらないことがあるので，注意する。

・米粉は，粒子の細かいもの（かたくり粉のようなもの）が水になじみ扱いやすい。

・カラメルソースは，濃い目のアメ色になると高温であるため，湯を入れると飛び跳ねるので注意する。

・給食などで大量に調理する場合は，流し缶やバットで冷やし固めて切り分けるとよい。

レッドビーンズクッキー（6本分）

〔材料・分量〕

米粉	50g
ベーキングパウダー	2g
ゆであずき（缶）	80g
A-1ソフトマーガリン	30g

〈エネルギーおよび栄養素量〉（1人分）

エネルギー	111kcal	カルシウム	10mg
たんぱく質	1.3g	鉄	0.3mg
脂質	4.3g	食塩相当量	0.2g
炭水化物	16.3g		

〔つくり方〕

① 米粉とベーキングパウダーを合わせて振るう。

② ①にゆであずきとA-1ソフトマーガリンを加えてよくこねる。

③ ②を食品用ラップに包み直方体に成形し，6本に切り分ける。

④ 180℃のオーブンで13〜15分焼く。

〔調理のポイント＆アドバイス〕

・米粉は，粒子の細かいものがよい。

・ゆであずきは，砂糖が含まれている缶詰を使うと便利である。生のあずきを用いる場合は，あずき80gに対して砂糖35gを加える。

・焼き上がり直後は軟らかいが，冷めてくると適度なかたさになる。

・成形中に生地が柔らかくなりすぎたら，冷蔵庫に入れて冷やすと扱いがよくなる。

・大豆アレルギーがあると，あずきのアレルギーがある場合があり注意する。

学びの確認

　保育施設での食物アレルギーをもつ子どもへの安全な給食提供の方法をまとめてみよう（グループワークの活用）。

1. 食事の運搬時・配膳時に食物アレルギー食を間違えないように工夫できることを考えてみよう。
2. 当日の献立および除去食の内容について，給食担当者と保育者との確認方法は，いつ，どのような方法で行うのがよいか考えてみよう。
3. 食事の受け渡しの場面での確認方法を考えてみよう。
4. 保育室において，保育者間での情報共有の仕方を考えてみよう。
5. 誤食事故を予防できるような給食時の座席配置や，保育者が座る位置を食物アレルギーをもつ子どもの心情も視野に入れて考えてみよう。
6. 保育室での配膳時の確認方法と配膳方法を考えてみよう。
7. 給食時間に，保育者として，どのようなことに配慮するとよいか考えてみよう。
8. 片づけ時にはどのようなことに配慮するとよいか考えてみよう。
9. 食物アレルギーでない子どもへの食物アレルギーに関する指導について考えてみよう。

Q & A

Q　給食時，食物アレルギーをもつ子どもは，みんなと違う給食（除去食や代替食）や弁当を食べています。食物アレルギーでない子どもたちに食物アレルギーを理解してもらうためには，どのような方法がありますか。

A　子どもたちが食物アレルギーについて知ることができるような本や絵本，紙芝居が多数出版されています。教室に本や絵本を置いて，子どもたちが自由に読めるようにすることや，保育者による読み聞かせを行いましょう。また，保育者が作成した絵本やペープサート，パネルシアターなどのオリジナル教材を使うと，子どもたちは楽しみながら，食物アレルギーを学ぶことができます。子どもの年齢に合わせた教材を選び，説明の仕方を工夫することが大切です。

Q　食物除去を行うと子どもの成長や健康状態に影響はありますか。

A　多くの品目の食物除去が必要な場合には，摂取食物に偏りが起こってしまい，不足する栄養素が出てくることがあり，成長や健康状態に影響が出る場合があります。

　牛乳・乳製品の除去ではカルシウムが不足します。さらに魚類の除去がある場合

には，ビタミンD不足で，くる病の発症を促す場合があります。また長期の牛乳除去は，低身長や骨密度の低下のリスクがあることも報告されています。ビタミンDの吸収に必要となる適切な脂質の摂取や，紫外線はビタミンDの体内生成を促進することが知られており，日光にあたることも心がけましょう。豆腐などの大豆製品や小魚，きのこ類をくみ合わせてとりましょう。

　赤身の肉や魚の除去では，鉄不足が起こる可能性があります。こまつな，ほうれんそうなどの野菜やひじき，大豆製品などをとりましょう。ビタミンCを同時にとると鉄の吸収を高めます。

　いずれも，栄養機能食品なども使用しながら，複数食品のくみ合わせで対処する工夫をしましょう。

第4章 職種間連携の重要性

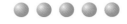

1．保育施設での食物アレルギー対応における職種間連携の実態から学ぶ他職種との連携

（1）保育施設における食物アレルギー対応と職種間連携の実態

　私たちは，食物アレルギー対応にかかわる保育施設職員の問題意識などを明らかにし，今後の保育と食物アレルギー教育の質の向上に役立てるために，2017年，愛知・岐阜・三重県内の保育所に向け，「保育所における食物アレルギー対応と職種間連携に関する調査」を実施した。この調査結果は，巻末に掲載している。

　ここでは，特に「他職種との連携」の設問に回答が得られた【保育者（園長・主任・クラス担任）】（2,662名，76.9%）と【給食担当者】（800名，23.1%）の計3,462名を分析した結果をもとに，保育施設での食物アレルギー対応，職種間連携の実態を考えていきたい。

1）「保育所におけるアレルギー対応ガイドライン」の運用

　図4-1は，「厚生労働省発行の『保育所におけるアレルギー対応ガイドライン』（2019年の改訂前）（以下，ガイドライン）を活用していますか」という問いに対する回答である。

　全体では，「ガイドラインに従って運用している」（76%）がもっとも多く，次いで「ガイドラインは知っているが，運用していない」（15%），「知らない」（6%）という回答であった（図4-1左）。職種で比較すると，保育者のほうが，「ガイドラインの理解」「ガイドラインの運用」をしている割合が高かった（図4-1右）。つまり，「ガイドラインの理解・運用」が徹底されておらず，さらに職種に差があることがわかった。

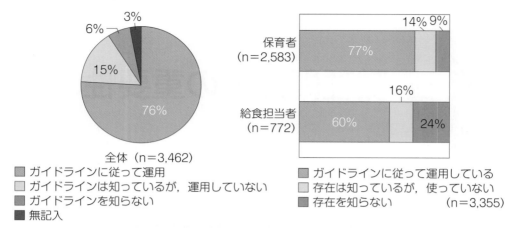

図4-1　食物アレルギー対応ガイドラインの理解・運用

　第2章で学んだように，改訂されたガイドラインの基本原則に「全職員を含めた関係者の共通理解の下で，組織的に対応する」とある。保育施設における食物アレルギー対応においてガイドラインの理解は，その基本となる。よって，職種にかかわらず，保育施設ではたらく全職員の共通理解のもと，組織的に運用していく必要がある。

2）食物アレルギー対応での保育施設内の他職種との連携状況

　図4-2は，「園内の食物アレルギー対応について，ほかの職種の方々と連携はとれていますか」という問いに対する回答である。

　全体では，「マニュアルに従い，連携がとれている」（81%）がもっとも多く，次いで「その時々で対応している」（16%）であった（図4-2左）。「連携がとれず困っている」「連携は必要ない」という回答もあった。職種の比較では，保育者のほうが「マニュアルに従い，連携がとれている」という割合が高かった（図4-2右）。

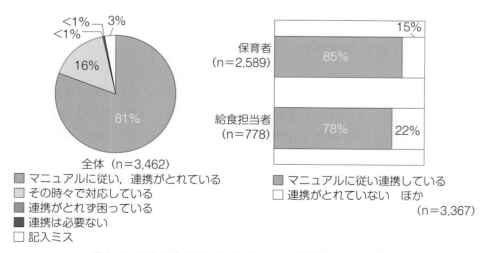

図4-2　園内の食物アレルギー対応での他職種との連携状況

保育施設としての組織的なマニュアルがなく，その時々で対応している，連携がとれず困っている様子がみられた。前述のように，全職員の共通理解のもと，組織的な食物アレルギー対応，誤配・誤食事故防止，地域との連携に取り組むためには，ガイドラインに沿った保育施設ごとのマニュアルが必要である。また，いつ・誰とでも連携・協力し，すばやく，正確に対応できるよう，事故が起きた場合を想定し，全職員でシミュレーションやトレーニングを行うとよい（第2節　インシデントから学ぶ職員間連携の方法参照）。

保育者，給食担当者に「連携の必要はない」という回答がみられたことから，子どもの死亡事故につながりかねない「食物アレルギー」という疾患や全職員の共通理解，組織的対応を求める「ガイドライン」が，全職員の周知，実践の基本となるよう園内研修などにおいて啓発していく必要がある。

3）食物アレルギー対応における自身の他職種との連携の実行状況

図4-3は，「食物アレルギーをもつ子どもに対する対応に関して，同じ職場内の栄養士，調理員，保育士，看護師などの方と協力して仕事を進めるということについて，あなたはどの段階ですか」という問いに対する回答である。

全体では，「普段から実行しており，協力して進められている」（96％）がもっとも多く，保育者，給食担当者とも他職種と連携している実態が明らかとなった（図4-3左）。

職種の比較では，「普段から実行しており，協力して進められている」「重要なので，最近実行し始めた」と回答した「他職種との連携を実行している」者の割合には，差がなかった（図4-3右）。

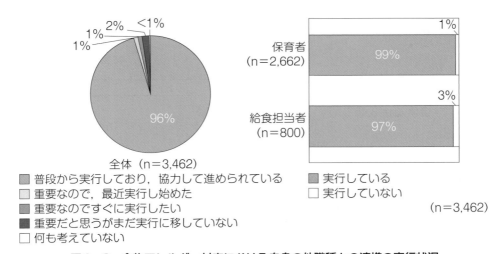

図4-3　食物アレルギー対応における自身の他職種との連携の実行状況

他職種と連携する必要性は，ガイドラインにも示されている。「保育所内におけるアレルギー対策の実施体制」のイメージには，施設長，主任保育士等，保育士，調理

担当者，関係職員，栄養士（管理栄養士），看護師，嘱託医が，食物アレルギー対応の共通理解やマニュアル作成，子どもおよび保護者の情報共有，研修，事故予防のための取り組みにおいて協働することが図示されている。特に，栄養士・看護師が配置されている場合は，その専門性を生かして対応するとある。保育所保育指針（厚生労働省）に沿った保育，アレルギー疾患の組織的な対応のためにも，他職種を理解し，連携に向けた日頃からの相互理解，コミュニケーションを心がけていくとよい。

4）保育施設での誤配・誤食

　図4-4は，「保育中に食物アレルギーのある子どもに対して誤配・誤食の経験はありますか」という問いに対する回答である。全体では「ある（ある・自分は関わっていないが，園ではある）」を合わせると57％と半数を超えた（図4-4左）。職種間に差はなかった（図4-4右）。

　誤配・誤食が起きているという回答が半数を超え，大きな事故になっていなくとも，保育施設ではインシデントとして発生していることがうかがえた。保育者，給食担当者ともに，自身あるいは保育施設内で発生したインシデントを認識している者が半数以上いるというこの経験により，自身または保育施設内の食物アレルギー対策への危機意識が高まると思われる。保育者，給食担当者の共通の危機意識のもと，協力して食物アレルギー対応に取り組むことができるであろう。

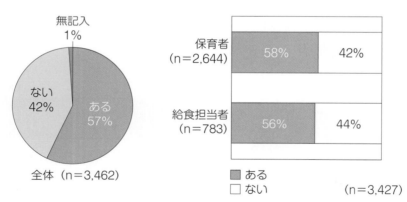

図4-4　園内での誤配・誤食

5）他職種と情報共有する機会

　図4-5は，「園内の食物アレルギー対応について，他の職種の方々と情報共有する機会はありますか」という問いに対する回答と，「情報共有の方法」についての結果である。

　全体では，「ある」が98％で多数であったが，「ない」（2％）という回答もみられた。情報共有の方法は「職員会議」（68％）がもっとも多く，次いで「職員朝礼」（40％），「文書回覧」（30％），「給食委員会」（19％）であった。そのほかには，「その他会議・申し送り」（アレルギー会議，給食・献立会議，ミーティング，終礼・夕礼），「チェック時」

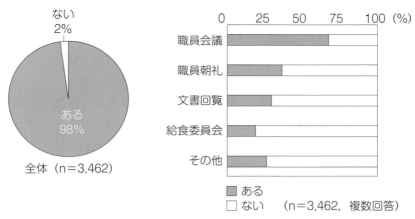

図4-5　園内の食物アレルギー対応で他の職種と情報共有する機会

（献立表チェック，アレルギーチェック，アレルギー児名簿），「アレルギー懇談」，「園内研修」などの機会があげられた。また，「その都度，口頭」という回答もみられた。

　保育施設内の食物アレルギー対応について他の職種と情報共有する機会については，「会議・委員会」，「ミーティング（朝礼・終礼・夕礼）」，「文書回覧」，「チェック時」，「懇談」などがあった。それぞれの保育施設の実情に合った方法で，定例的に，あるいは日常的に行われていると考えられる。

　その一方で，「情報共有する機会がない」という回答もあった。保育所は，「子ども・子育て支援新制度」（内閣府）に基づき，最長11時間の保育が求められている。職種だけでなく，はたらき方もさまざまな人が連携・協働して子どもの保育を行うことから，情報共有は欠かせない。前述のとおり，食物アレルギー対応は職員間の情報共有が重要であることから，全職員で情報を共有できる方法を組織的に検討していく必要がある。

（2）保育施設内での他職種連携に向けて

1）職種やはたらき方に関係なく全員が保育施設職員

　保育所保育指針の「第5章　職員の資質向上」には，「子どもの最善の利益を考慮し，人権に配慮した保育を行うためには，職員一人一人の倫理観，人間性並びに保育所職員としての職務及び責任の理解と自覚が基盤となる」とある。さらに，「第1章　総則」「第3章　健康及び安全」には，特に全職員で取り組むことが明示されている。

　これまで学んできた「保育所におけるアレルギー対応ガイドライン」，そして「児童福祉施設における食事の提供ガイド」（厚生労働省，2010）においても，「全職員が一体となり進めていくことが大切であり，他職種の連携も重要」と示されている。

　よって，保育施設ではたらく一人ひとりが子どもの最善の利益を考慮し，人権に配慮した保育を行うためには，職務と責任を理解し，保育施設の職員としての自覚をも

ち，他の職員，専門職と連携していくことが求められている。

２）保育施設での多職種連携に向けて

①　保育施設という組織とその目的　　食物アレルギー対応では，組織的な対応が求められている。保育者をはじめ，複数の職種が「保育施設」という「組織」ではたらいている。組織とは，「ある目的を達成するために，分化した役割をもつ個人や下位集団から構成される集団」（広辞苑　第7版，岩波書店，2018）である。では，保育施設という組織の目的とはいったい何か。それは，保育所保育指針に基づき，その「社会的責任」を果たし，それぞれの保育施設に掲げられた「理念に基づく保育」を実現していくことである。

　　a．保育施設の社会的責任の理解：平成29年告示保育所保育指針「第1章　総則　1 保育所保育に関する基本原則　（5）保育所の社会的責任」には次のように示されている。

（5）保育所の社会的責任

ア　保育所は，子どもの人権に十分配慮するとともに，子ども一人一人の人格を尊重して保育を行わなければならない。

イ　保育所は，地域社会との交流や連携を図り，保護者や地域社会に，当該保育所が行う保育の内容を適切に説明するよう努めなければならない。

ウ　保育所は，入所する子ども等の個人情報を適切に取り扱うとともに，保護者の苦情などに対し，その解決を図るよう努めなければならない。

---

　　b．保育施設の理念の理解：各保育施設には，設立時より掲げられた「基本理念」「方針」「目的」などがある。これは，その保育施設の全職員に共有されるべき，もっとも重要な考えである。

　特に「基本理念」は，その組織のもつ価値観を社会に表明したものである。その保育施設の存在意義を社会や子どもたちの家族と共有するものである。また，保育施設内では，職員同士のコミュニケーションのベースとなる重要な共通の価値観であり，選択や決定を迫られたときの判断基準や指針となる。これをもとに，全体的な計画（保育目標）を立案し，年間指導（保育）計画へと展開していく。

　この保育施設という組織の目的が全職員に共有されていない場合，職員一人ひとりの個人的な価値観による保育となる。このような状況では，保育施設における保育の一貫性が失われ，職員同士の価値観，保育観，保育方法の衝突が生じるおそれがある。同じ理念のもと，保育施設が掲げる目的を眺めながら，価値観を共有した職員同士が，自分も相手も尊重した自己表現を心がけることで，お互いの資質を伸ばし合い，専門性や技能を生かし合うことができ，保育の質の向上，理想の実現へとつながるのである。

　また，重要な決定，家庭や職員に負荷が大きい決定こそ，「保育施設の社会的責任・理念」に立ち返る必要がある。

　できる保育から「めざす」保育へ，変更から「改善」へ，共通の理想を形にしていくために，全職員で「保育施設の社会的責任・理念」を共有することから始めよう。

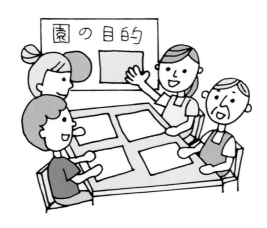

　②　連携の相手を知る〜職種の多様性と専門性の理解〜　　保育施設には，保育者とともに栄養士，看護師といった専門職が配置されていることがある。他の専門職と連携するためには，専門職同士が対等な関係であることが重要である。

　保育施設ではたらく専門職同士が，お互いの専門性を理解し合うところから始めよう。その資格や免許はどのような養成課程（養成校・カリキュラム・実習など），試験で取得できるのか，職業倫理はどのようなものか，生涯教育や研修の制度などを知ることで，自職種と他職種の違い，専門性を理解しよう。

　資格や免許をもった専門職だけが協働するのではない。調理員，配膳員，用務員，園務員，事務員，作業主任など，技能を生かしたさまざまな職種がある。それぞれの職種が，保育施設でどのような責務や役割を担っているかを理解しよう。

　お互いが相手の専門性や能力を尊重し，保育施設の社会的責任，基本理念のもとに職種間で連携・協働することにより，子どもたちとその家族，社会のために，より質の高い保育，安全・安心の確保を最優先としたアレルギー対応が可能となるのである。

　③　連携を高める〜専門性・協働性の向上〜　　平成29年告示保育所保育指針「第5章　職員の資質向上　3 職員の研修等」には，「職員が日々の保育実践を通じて，必要な知識及び技術の修得，維持及び向上を図るとともに，保育の課題等への共通理解や協働性を高め，保育所全体としての保育の質の向上を図っていくためには，日常的に職員同士が主体的に学び合う姿勢と環境が重要であり，職場内での研修の充実が図られなければならない」とある。

　全職員が保育施設の社会的責任・理念を職員間で共有したうえで，保育の課題など

の解決に向けた会議やミーティング，保育施設内での研修，トレーニングなどをとおして，相互理解を深め，専門性を生かして連携・協働し，職員としての資質や能力を高め合うことが，保育の質の向上に直接結びつくことはいうまでもない。

　最後に，食物アレルギー対応に全職員での連携が重要である理由について再確認する。それは，「食物アレルギーの誤った対応が，命にかかわる重大な事故につながる」という点である。いつでも，どこでも，誰がいる・いないという状況にかかわらず，命は一刻を争う。ショック時には，そのとき保育施設にいる職員が直ちに協力し，適切な対応を図ることが必要となる。そのためにも，全職員での日常的な情報の共有，共通のマニュアル，ツールの運用，多職種の連携，地域との連携体制の構築に取り組んでいきたい。そして，この保育施設内はもとより，保育施設外との連携を，食物アレルギー対応に限らず，防犯・災害時にも対応できる体制へとつなげていくことが期待される。

２．インシデントから学ぶ職員間連携の方法

（1）危機意識のもち方

　子どもたちに事故がないように，さまざまな対応や注意を向けていたとしても，時として誤配・誤食事故は起こる。万が一，アナフィラキシーのような重篤な症状が発症してしまった場合は，子どもの生死にかかわるため，迷わず，処方されている薬の与薬やアドレナリン自己注射薬（エピペン®）を使用し，119番通報（救急車の要請）をする必要がある。

　あなたは，119番通報をしたことがあるだろうか。おそらく，多くの人は経験がないだろう。しかし，119番通報をするという状況は，1分1秒を争う非常に緊迫した危機的状況である。そのため，迷っていたり，躊躇（ちゅうちょ）していては助かる命も失いかねないのである。

　保育の場は，子どもたちの成長を健やかに育てる場である。子どもたちのかけがえのない大切な命，未来を守るためにも，保育施設は組織として危機対応の体制をつくり，保育者一人ひとりが危機意識を常に高くもち，緊急時の対応を日頃から身につけておく必要がある。

（2）エピペン®の使い方と対応

　アナフィラキシーなどの症状がみられ，エピペン®の使用が必要だと判断された場合（p.8，図1-3参照）は，直ちに周りの職員に声をかけて，役割分担をしながら，エピペン®などの処方，救急車の要請（119番通報），保護者への連絡，AEDなどの一次

救命処置の準備を行う。

　図4-6を参考に，園内研修などでエピペン®練習用トレーナーを用いて，職員全員が正しい使い方ができるように，共通理解をもつことが大切である。

◆ それぞれの動作を声に出し，確認しながら行う

① ケースからとり出す

ケースのカバーキャップを開けエピペン®をとり出す

② しっかり握る

オレンジ色のニードルカバーを下に向け，利き手でもつ

　"グー"で握る！

③ 安全キャップを外す

青い安全キャップを外す

④ 太ももに注射する

太ももの外側に，エピペン®の先端（オレンジ色の部分）を軽くあて，"カチッ"と音がするまで強く押しあてそのまま5つ数える

注射した後すぐに抜かない！
押しつけたまま5つ数える！

⑤ 確認する

使用前　使用後

エピペン®を太ももから離しオレンジ色のニードルカバーが伸びているか確認する

伸びていない場合は「④に戻る」

⑥ マッサージする

打った部位を10秒間，マッサージする

介助者がいる場合

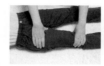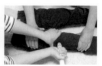

介助者は，子どもの太ももの付け根と膝をしっかり押さえ，動かないように固定する

注射する部位

・衣類の上から，打つことができる
・太ももの付け根と膝の中央部で，かつ真ん中（Ⓐ）よりやや外側に注射する

仰向けの場合

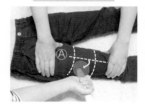

座位の場合

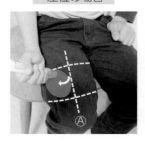

図4-6　エピペン®の使い方

出典）東京都福祉保健局：食物アレルギー緊急時対応マニュアル（平成30年3月版），2018

【エピペン®の使い方と対応手順】

① 声をかけながら，子どもの症状を把握する（意識，嘔吐，呼吸，顔色など）。

② ほかの職員をよび，助けを求める（エピペン®の準備，119番通報，保護者連絡，原因食材の特定，ほかの園児の移動，記録者，嘔吐セットの準備，AEDの準備，救急車の誘導，救急車同乗者の準備など）。

③ エピペン®の使用が必要だと判断されたら，以下の4つのステップを踏んで対処する。

ステップ1：ケースからとり出す。

ステップ2：安全キャップを外し，オレンジ色の針の部分を下にして，利き手でしっかり握る。

ステップ3：大腿部上部外側（太ももの外側，ズボンのポケットがあるあたり）に「カチッ」と音が出るまで，強く押しあてる。子どもが動くといけないので，ひとりは子どもの足を押さえて固定する。注射後はすぐに抜かずに，数秒その状態を保持し，その後速やかに抜く。

ステップ4：打った箇所を優しくもみ，救急車の到着を安静にして待つ（顔を横に向け，吐物による窒息，誤嚥に気をつける）。エピペン®の先端の針の部分のオレンジ色のカバーが伸びて隠れていることを確認し，ケースに戻す。

④ 救急隊員に引き継ぐ。

救急車が到着をしたら，エピペン®を打った時刻，容態の変化など，記録を見て簡潔に伝える。状況を一番わかっている職員が救急車に同乗する。使用したエピペン®は保護者へ渡し，保護者から処方してもらった医療機関へ返却する。

⑤ 保護者へ子どもの搬送先を知らせる。園長，主任保育者を中心に状況の詳細を確認して保護者対応，報告業務を行う（状況説明ができるように各職員から聞きとり，記録をしておく）。

（3）119番通報（救急車の要請）の方法 （表4-1）

119番通報（救急車の要請）は，子どものけが，アナフィラキシーショック，事故など，さまざまな状況で起こる。適切な判断と迅速な対応が求められる危機対応ではあるが，通報者や対応者が慌てて，パニックになってはいけない。避難訓練や園内研修などで，さまざまな状況を想定し，繰り返し職員全員で訓練をして緊急時の対応方法を身につけ，職員同士の連携で大切な子どもの命を守ることに努めよう。

表4-1　119番通報（救急車の要請）の方法

消防署の問いかけ	あなた	通報時のポイント
119番消防です。火事ですか，救急ですか。	救急です。	「火事か救急か」を答える。
発生場所の住所と名前，電話番号をお願いします。	○○市○○町○丁目○番の○○園です。私は保育士の△△と申します。スーパー○○の近くです。電話番号はxxx-xxx-xxxxです。	・「発生場所の住所」「通報者の名前」「電話番号」を慌てずにしっかりと伝える。 ・電話の近くに保育施設の住所，電話番号を書いておくとよい。
どうしましたか？	園児の3歳になる男児が給食後，嘔吐を繰り返し，アナフィラキシーショックを起こしています。呼吸はあります。	「年齢」「性別」「現在の状況」「意識の有無（意識がない場合）」「呼吸・脈拍の有無」をわかりやすく簡潔に伝える。
既往歴とかかりつけの病院はありますか？	乳と小麦に食物アレルギーをもっています。給食でパンを誤って食べた可能性があります。エピペン®を処方されているので，今，打ちました。かかりつけは○○医院です。	・既往歴，アレルギーの内容，エピペン®等処方されている薬や与薬状況などを伝える。 ・かかりつけの病院があれば伝える。 ・電話の近くに，園児の緊急連絡先，既往歴，かかりつけの病院などがわかるものを用意しておく。 ・その後，救急隊員の指示に従い，必要に応じて一次救命措置，救急車の誘導，同乗者の準備などをする。

3. 小学校との連携

　小学校への進学は，子どもにとっても保護者にとっても，楽しみな反面，友だちはできるだろうか，勉強についていけるだろうか，忘れ物はしないだろうかなど，不安も大きい。保育施設での生活と学校での生活では，方法も環境も変わることがたくさんあるので，そのための準備を前もってしておく必要がある。

　アレルギーに関しても同様である。保育所等では，厚生労働省が発行する「保育所におけるアレルギー対応ガイドライン（2019年改訂版）」(2019) をもとに，アレルギー対応を行っているが，小学校では，文部科学省監修の公益財団法人日本学校保健会が発行した「学校のアレルギー疾患に対する取り組みガイドライン（令和元年度改訂）」(2020) と，文部科学省発行の「学校給食における食物アレルギー対応指針」(2015) に基づいて，事故防止に努めている。保育所や幼稚園などの保育施設では，子どもの保育施設での様子や成長過程，指導内容を「要録」に記入するとともに，幼

保小連絡会などの場で，小学校の教員と直接情報交換をして，小学校側でも受け入れの体制づくりができるように連携をとっている。

　そして，アレルギーの特性としてアレルギーマーチ（p.22，第2章第1節（2）参照）にみられるように，年齢，発達によって症状が寛解したり，発症したり変化するため，保護者には，入学前には必ずかかりつけ医で受診をしてきてもらうようにする。また受診の際は，保育施設で提出していた生活管理指導表の代わりとなる，小学校へ提出する「学校生活管理指導表」を小学校から受けとり，かかりつけ医に記入してもらう準備ができているか保育施設でも保護者に確認するとよい。

　また，子ども自身も，自分が食べることができない食物について知り，自分で判断できないときは，周りの大人に「私は○○に食物アレルギーがありますが，これは食べられますか？」などと，聞けるようにしておくとよいだろう。学校では担任や給食室が除去内容を把握，管理しているが，クラブ活動や塾，友だちの家など，子どもの活動範囲が広がると，保護者や教師が管理しきれない場面が多く出てくる。そのときに，子どもが自分でしっかりと自分のアレルギーのことを理解し，自分でわからないときは，周りの大人に助けてもらえるようにする方法を，就学に向けて身につけておきたい。

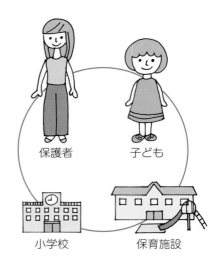

保護者　　子ども

小学校　　保育施設

参考文献

・厚生労働省：保育所におけるアレルギー対応ガイドライン（2019年改訂版），2019
・倉石哲也：保育を変えるチーム力の高め方　職員の意識改革とコミュニケーションの活性化，中央法規出版，2019
・野中　猛：多職種連携の技術（アート）―地域生活支援のための理論と実践，中央法規出版，2014
・埼玉県立大学編集：IPWを学ぶ―利用者中心の保健医療福祉連携―，中央法規出版，2009
・藤井博之編著：ラーニングシリーズIP④ 臨床現場でIPを実践し学ぶ，協同医書出版社，2018
・秋田喜代美・馬場耕一郎監修：保育士等キャリアアップ研修テキスト7 マネジメント第2版，中央法規出版，2020
・堀田美保：アサーティブネス　その実践に役立つ心理学，ナカニシヤ出版，2019
・厚生労働省：地域における行政栄養士による健康づくり及び栄養・食生活の改善について　9. 目指す成果から，特定給食施設の栄養管理を考える
https://www.mhlw.go.jp/bunya/kenkou/dl/chiiki-gyousei_03_09.pdf
・公益社団法人日本栄養士会：日本栄養士会雑誌，第63巻第1号，2020

事 例 紹 介

「小学校は先生とあまり会えないから」

　食物アレルギーをもつ年長児のA君の母親が迎えのときに不安そうに「保育所では，こうして送り迎えに先生と顔を合わせていろいろな話ができたから，食物アレルギーがあっても安心して預けられたけれど，小学校は今みたいに親が迎えに行ったりできないからAの様子がわからないでしょ。Aはあまり自分から保育所や学校の様子を話す子ではないし。アレルギーがあることで友だちからいじめられたりしないかも心配で」と担任保育者に相談をしてきた。担任保育者は，小学校への入学説明会のときに学校へ食物アレルギーの対応について相談できるように，事前に電話を入れておくといいことや，保育所と小学校も連絡会があるので，保育所での対応を伝えておくことなどを話した。A君の母親は，ホッとした様子で「そうしてみるわ」といった。

　環境が変わると，子どもにとっても保護者にとっても不安なことが多々ある。気軽に「大丈夫」と励ますだけでなく，何に不安を感じているのかよく話を聞いて，不安な気持ちを理解することが必要である。そのうえで，必要な対応や手段を具体的に伝えたり，いっしょに解決策を考えていくことが重要である。

学びの確認

1. 保育施設では誤配・誤食による食物アレルギー事故のインシデントが発生している。職種・はたらき方を問わず，全職員が「①　　　　　　　　　　　　」を理解し，「安全・安心を最優先とした」食物アレルギー対応を「②　　　　　」的に行う（解答は最終行）。

2. 実習先あるいは就職先の保育施設の「基本理念」「方針」「目的」を調べてみよう。

3. 栄養士，看護師について，その資格・免許の専門性を調べてみよう。

4. 発症時対応のロールプレイングをして危機対応の実践力をつけよう。

① 役割分担を決める。（対象となる子ども，担任保育者，園長，主任，隣のクラスの保育者，フリー保育者，看護師，給食担当者，祖母，母，父，救急隊員，クラスの子どもたち兼観察者）

② 役割担当者にゼッケンをつけて各役割を明確にする。

③ 下記の【共通認識事項】を確認，準備が整ったらロールプレイングを開始。

④ 進行係が伝える症状の変化などを聞いて，各自で対応などを考え行動する。

⑤ 進行係から容態がおちついたという指示が出たら，保護者への状況説明などを行う。保護者が納得したら終了。

⑥ 反省・意見交換など。

【共通認識事項】

・8月28日（月）　天気 晴れ　気温 36度　湿度 70%

・対象となる子どもは4歳児。乳，卵，小麦に重度の食物アレルギーをもち，エピペン®を処方されている。

・対象となる子どものクラスは4歳児25名クラス，ひとり担任。保育室は園舎の2階に位置する。

・嘔吐セットは保育室に常備されている。

・エピペン®は職員室（園舎1階）の医薬品棚に鍵をかけて保管され，医薬品棚の鍵は園長，主任保育者，看護師が管理している。

・保護者の緊急連絡先は職員室に保管されている。対象となる子どもの保護者は共働きのため，普段の送迎は同居の祖母がしている。早朝保育，延長保育は利用していない。緊急連絡先の順番は，①同居の祖母（65歳：自宅。保育施設まで車で20分），②母（勤務先と携帯電話の番号。保育施設まで車で40分），③父（勤務先と携帯電話の番号。保育施設まで車で60分）。

・除去対応は，事前に給食の献立とその成分表を保護者がチェックし，献立に「×」

《1．の解答：①保育所におけるアレルギー対応ガイドライン，②組織》

を打って除去メニューを担任保育者に連絡し，それをもとに除去を行っている。

・対象となる子どもの保護者は除去メニューに代わる弁当をもたせてくれている。弁当は，登園時に祖母から担任保育者が受けとり，名札をつけて給食担当者に渡し，給食時に温められて弁当箱ごと給食のワゴンで運ばれる。配膳は担任保育者が行っている。

・当日の献立は牛乳，ご飯，すき焼き風煮（牛肉，しらたき，えのきたけ，長ねぎ，にんじん，ごぼう，はくさい，もち麩，しょうゆ，みりん，砂糖），みかん果汁ゼリー。その日，保護者の除去チェックはなかった。代替の弁当もなかったので，牛乳以外ほかの子どもたちと同じものを食した。

・園長は午前中から市役所で会議のため不在。携帯電話はマナーモードになっている。

・12：15　担任保育者は午睡準備を保育室で行っている。

・12：20　対象となる子どもがシクシク泣き出したあと，からだをかき出し，口と目の周りが赤くなり，みるみるうちに腫れてきた。

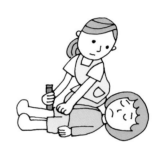

Q & A

Q　栄養士がはたらいている保育所の割合はどのくらいですか。栄養士配置率向上への取り組みはありますか。

A　保育所への栄養士の配置に関しては，必ず配置しなければならないという法令はありません。全国私立保育園連盟による私立保育園対象の調査報告（2018年）では，約35％と報告されています（公益社団法人全国私立保育園連盟調査部：給食に関する調査報告書，2018）。

2019年には，保育所等の体制の充実を図るため，公定価格の「栄養管理加算」として，「食事の提供にあたり，栄養士を活用して，栄養士から献立やアレルギー，アトピー等への助言，食育等に関する継続的な指導を受ける施設に対して加算」「栄養士を嘱託する場合のほか，非常勤栄養士（週3日程度）を配置する場合の費用を措置」が拡充され，保育所等における栄養士の活用が推進されています（https://www8.cao.go.jp/shoushi/shinseido/administer/setsumeikai/h310218/pdf/2_s3-1.pdf）。

また，栄養士・管理栄養士の職能団体である（公益社団法人）日本栄養士会は，内閣府子ども・子育て本部統括官，厚生労働省子ども家庭局長に，保育所等における管理栄養士・栄養士の配置促進に関しての要望書を2019年に提出しています。

Q　エピペン®を処方されている子どもがいます。しかし，子どもの細い足に自分が
注射をすることはとても怖くてできそうにないです。どうしたらいいですか。

A　アナフィラキシーにはさまざまな症状がみられます。初めの症状が現れてから数
分後にアナフィラキシーショックがみられ，最悪の場合30分で心肺停止になるこ
ともあるほど，急変する場合があります。アナフィラキシーショックはもちろん，
アナフィラキシーの第一選択薬であるエピペン®は，アドレナリン自己注射で，副
作用は少ない処方薬です。子どものかけがえのない命を救えるのは近くにいる大人
です。慌てず，適切に処置できるように，訓練を重ね，実践力をつけておきましょ
う。また，救急隊員に電話で指示を受けることもできます。

 第**5**章 給食提供以外での
保育における注意事項

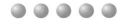

1. 行　　事

　保育施設の子どもたちは，安全な環境の中で日々を過ごし，遊びをとおしてさまざまなことを学ぶ。そのためには，子ども自身が意欲をもって元気に過ごし，さまざまなことに興味・関心をもって遊びに向かう心が育つような環境を整えることが保育者の重要な役割となる。

　2017年に改訂（改定）され，2018年に施行された保育所保育指針，幼稚園教育要領，幼保連携型認定こども園教育・保育要領には，幼児期の終わりまでに育ってほしい10の姿が共通で示された。その中の「社会生活との関わり」では，子どもの育ちの中で，保育施設の中だけではなく地域社会とのかかわりをとおして地域や環境に目を向ける視点をもち，地域の中で役に立つ喜びを感じ，地域に親しみをもつようになることが必要であると示唆された。

　保育施設では，地域社会とのかかわりをもつ取り組みとしてさまざまな行事が行われるが，その活動の中にも食物アレルギーをもつ子どもに対して配慮しなければならない場面があることを保育者は理解しておかなければならない。

（1）避難訓練

　実際に災害が起きたことを想定し，避難の経路や避難場所，保育者同士の連携や外部との連絡体制の確認など，子どもの安全を最優先して行う。火事や地震など，災害の種類に応じた対応を日頃から訓練し，園内，園庭にいるすべての職員・子どもたちに非常事態の状況が伝わるようにする。また，アレルギー対応の備蓄品の確認を定期的に行うことも忘れてはならない。

　実際に災害が起こった場合，子どもを保護者に引き渡すまでの時間が長時間に及ぶことを想定し，食事の提供も訓練として行う。食物アレルギーをもつ子どもの対応は通常の保育と同様，慎重に行わなければならない。

・非常もち出し用リュックに食物アレルギーをもつ子どもの氏名，食物アレルギー情報を記入したカードを入れる（図5-1）。また，保護者に用意してもらった非常食を入れる場合もある。

・食物アレルギーをもつ子どもの非常もち出し用リュックの中身はほかの子どもと異なるため，目印（顔写真）を非常もち出し用リュックにつけたり別の場所で保管をするなど，間違えない工夫をする。

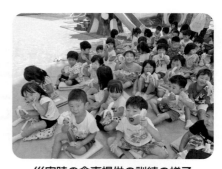

災害時の食事提供の訓練の様子
アレルギーや食べやすさを考慮してバナナやおにぎりが提供されている。

・すべての非常食を食物アレルギー対応のものにし，全員が同じものを食べられるようにする。

・避難先では，食物アレルギーの詳細を書いたプレートを食物アレルギーをもつ子どもの首にかけたり，食物アレルギー情報カードを衣服に貼ったり，アレルゲンが大きく書かれた服を着せたりする。

・防災頭巾の色で，食物アレルギーをもつ子どもがわかるようにする。

・保育施設に置いてある薬，エピペン®，救急セットをもって避難する。その際，誰がどのようにもち出すのかを決めておく。

なまえ	やまだ　はなこ

食物アレルギーがあります

食べ物を配布するときには，必ず保護者に確認をお願いします。

| 緊急連絡先　　　本人との関係
090-XXXX-□□□□（　母　）
連絡医療機関名（電話番号）
〇〇病院（052-XXXX-△△△△）
担当医師（電話番号）
△△先生（090-△△△△-XXXX）
エピペン®　　（あり）・なし | 食べられません（食べると具合が悪くなります）
卵・乳製品・小麦

上記が含まれる加工食品も食べられません。
パン（菓子パン）・カップめん・お菓子・乾パン
缶入りパン・チョコレート・ツナマヨおにぎり　など |

図5-1　災害時食物アレルギー情報カードの例（ワッペン・名札形式）

（2）遠　　足

遠足は，通常の保育時間で子どものみ参加する場合と，保護者が同行する場合（親子遠足）がある。春の遠足，秋の遠足，お別れ遠足など，子どもたちにとってはとて

もワクワクする楽しい行事である。その中でも，友だちや家族といっしょに弁当を食べる昼食の時間は，もってきた弁当やおやつを友だちとみせ合ったり，おいしそうに食べたりする姿がみられ，とてもほほえましいものである。しかし，食物アレルギーをもつ子どもが参加する場合は，思わぬ事態を招くことがあるため注意が必要である。

また，園外保育では，弁当を持参せず，保育施設で用意したおやつを提供することがある。食物アレルギーをもつ子どもには代替品を用意したり，みんなが同じものを食べられ

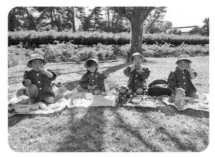

遠足での食事の様子

食べる場所を自分で決めることも遠足の楽しみのひとつ。
保育者は危険がないよう細心の注意を払う必要がある。

るように，すべてのおやつのアレルゲンを除去する場合もある。

・食物アレルギーをもつ子どもの側に保育者または保護者がひとりつく。また，グループで弁当を食べるときは，食物アレルギーをもつ子どもがいるグループに保育者が入り，様子をみる。

・みんなで大きなシートに座る際，食物アレルギーをもつ子どもは個々にレジャーシートをもってきてもらう。食事では保育者が必ず側につく。

・保護者といっしょの親子遠足の場合は，食物アレルギーをもつ子どもがほかの子どもの弁当やおやつを食べてしまわないように保護者が注意をする。

・おやつや弁当の交換はしないように伝えて見守る。しかし，保護者がいっしょの場合は，すべてを禁止にするのではなく，保護者の監視のもとで対応する。

・食物アレルギーをもつ子どもがいる場合，すべての子どもが弁当を持参する。

・保育施設でジュースやおやつを用意するときは，代替品や全員食べられるものにする。

・おやつを別にする場合には，食物アレルギーをもつ子どもと混同しないように，配布するおやつに名前を書く。

・保育者が持参する非常もち出し用リュックに，食物アレルギー対応のおやつを入れておく。

・エピペン®を処方されている子どもがいる場合は，保護者，または保育者がエピペン®を持参する。

・非常もち出し用リュックの中に，食物アレルギーをもつ子どもの写真と名前を書いた札（食物アレルギー情報カード）を入れておく。

（３）運　動　会

　子どもの成長がみられる運動会は，父母だけではなく祖父母までが応援に来るほど家族にとっても楽しみな行事である。各家庭で早朝からつくる手づくりの弁当を家族

で囲む昼食の時間は，運動会ならではの光景である。しかし，近年の地球温暖化による猛暑などの影響により，実施時間を短縮し，昼食をとらずに午前中のみの開催で終了する場合もある。また，乳児や3歳未満児がいるため，運動会を長時間にわたって行うことによる子どもたちのからだへの負担を考慮して，運動会を半日で行う保育施設もある。その際は，保育施設がプレゼントのおやつや軽食を提供する場合がある。

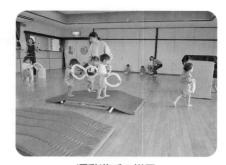

運動遊びの様子

みんな元気に運動遊びを楽しんでいる。

　さまざまな状況において食の安全を確保し，食物アレルギーをもつ子どもに対しても配慮しながら運動会を開催しなければならない。

・弁当，おやつを持参する場合は，保護者の責任のもとで食べる。友だちの家族と食べる場合，子どもから目を離さないようにし，弁当やおやつの交換をしないようにする。

・午前中で終了の場合，おやつやプレゼントを配布することがある。その場合，おやつはアレルゲンを除去したものを全員に渡す。

・おやつの成分表をチェックし，おやつの中身を保護者に伝える。必要に応じて代替品を用意する。

・昼食を持参しない代わりに，パンと飲み物を配布する場合は，食物アレルギーをもつ子どもには代替品を渡し，家庭にもち帰って食べるように伝える。

・食物アレルギーをもつ子どものエピペン®を準備しておく。

（4）食育活動

　「食育」とは，食事をとりながら家族や友だちと食べる楽しみを共有したり，食事をつくる過程をみたり，調理を体験してさまざまな食材に触れることで五感を刺激し，食べるリズムを身につけながら心身を成長させていくことである。食べることは人間生活の基本であり，「食べる」という行為によって人間関係をつくり，それが心身の成長へとつながっていくのである。食をとおして生きる力を養う「食育」の取り組みは乳幼児期にとって大変重要である。

　保育施設では食に関するさまざまな体験を重ね，5領域（「健康」「人間関係」「環境」「言葉」「表現」）の視点を明確にしながら食育を

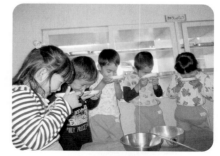

食育活動の様子

かつおだしの試飲をして味覚の体験。このだしで今日の給食がつくられる。

一体的に行うことが求められる。

　栽培活動，クッキング保育は，子どもの食に対する興味・関心を引き出す実践的な活動となるが，実際に食材に触れることで引き起こされるアレルギー反応についても注意し，安全な環境を整えることが必要となる。

　しかし，食物アレルギーをもつ子どもにばかり注意が集中することがないよう，ほかの子どもに対しても配慮し，クッキングに参加できない子どもでも，エプロンを自分で着て気持ちを高めたり，調理の前にアレルゲンを含まない生野菜や食材に触れて観察するなど，自分たちで収穫した食材であれば，収穫の喜びを共有できるように保育者がはたらきかけることが大切である。

・アレルゲンとなるものは栽培せず，食べられるものだけを育てる。

・クッキング保育の際，アレルゲンとなるものは使用しないようにする。

・小麦粉アレルギーをもつ子どもがいる場合，米粉を使用するなど，代替材料を使用して全員が食べられるようにする。

・別の調理器具を使用したり，机を別にするなどして，食物アレルギーをもつ子どもにひとりの保育者がついて行う。

・接触，吸入でも反応が出る重度の食物アレルギーをもつ子どもは，別室にて調理員などといっしょに調理する。

・事前に保護者と打ち合わせをしてアレルゲンの確認をする。

・とうもろこしやそらまめの皮むきや野菜の型抜き，米を洗うなど，食物アレルギーをもつ子どもがいる場合はその状態によって調理の内容に配慮する。

・だしをとって試飲する場合も，子どものアレルギーの有無やアレルギーの程度によってだしの素材を選ぶ。

・エピペン®や薬を準備しておく。

（5）施設訪問

　地域社会とのかかわりの中で，子どもたちは社会の構造を知り，地域の人たちとのつながりによって生かされていることを感じることができる。しかし，近年は，人間関係の希薄化が叫ばれ，SNS上で顔がみえない相手と文字を使ったコミュニケーションをすることが珍しくない時代である。保育施設は子どもが母親から離れて初めて出会う家族以外の人とかかわる場であり，子どもにとって社会性を身につけていく場である。保育者は地域の施設訪問（警察署，消防署，老人ホームなど）をとおして地域社会との接点をもつこと

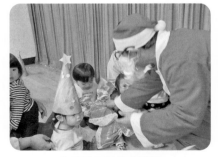

クリスマス会の様子
サンタさんからプレゼントでうれしいクリスマス。

で得られる幅広い人間関係の構築を視野に，子どもの社会性を身につけるための環境を整える必要がある。訪問先では，子どもたちの訪問を歓迎し，お土産をくれることがあるが，食物アレルギーをもつ子どもが食べられるものか，細心の注意が必要である。

- ・訪問先で飲食があるときには食事内容などを事前に確認する。
- ・お土産に菓子があれば，成分を確認し保護者へ伝達する。また，帰宅してから保護者に確認してもらって食べるように子どもに指導する。
- ・訪問先施設に食物アレルギーをもつ子どもがいることを伝え，訪問先での活動内容を確認する。また，食べものはもらわないことを伝えて，お土産の内容を変更してもらう。
- ・食事をする部屋，食品を扱う部屋を使用しない，とおらない。
- ・保育施設に帰ったら，手洗い・うがいをしっかり行う。

（6）お泊り保育

　家庭から離れて宿泊するお泊り保育は，保育施設の行事の中でも特に思い出に残るといっても過言ではない大きな行事である。ほとんどの子どもが初めての体験であり，子どもも保護者も不安な気持ちになるため，保育者の多角的なフォローが必要になる。また，通常の保育とは違い，時間帯や活動の内容が異なるため，保育者の事前の計画と準備が重要である。

　お泊り保育は，普段使っている保育室を使用して保育施設に宿泊する場合と，外部の宿泊施設を利用する場合がある。参加する子どもの年齢は，卒園する学年（5〜6歳）が多く，6〜8月頃に行われることが多い。保育施設で行う場合，午後に保育施設に集合して夕食をとり，次の日の朝食をとって終了となる。外部の宿泊施設を利用する場合は，遠方になることが多く，昼食を含めた3食をとる場合がある。普段とは違う環境によって体調が悪くなる子どもがいるが，食物アレルギーをもつ子どもは特に体調を崩したり，アレルギー反応を起こす心配がある。通常の保育時間でみている様子とは違い，園生活以外での時間帯をともに過ごす子どもたちへの配慮については，いつも以上に慎重にならなくてはならない。

- ・保育施設に宿泊して子どもたちが調理体験をする場合，みんなが食べられるものにするように話し合って計画する。食物アレルギーをもつ子どもにアレルゲンの種類が多くて対応が困難な場合は，必要に応じて弁当をもってきてもらう。
- ・事前に保護者との打ち合せを行い，代替品を用意するのか，弁当を持参させるかを話し合い，対応する。
- ・できる限り全員が食べられるメニューにする。アレルゲンを含まない食材で調理できるものにする。
- ・外部の宿泊施設を利用する場合は，事前にホテルなどの宿泊先のメニューを確認し，別メニューを用意してもらったり，盛りつけを工夫してもらう。

・寝具の素材（そば殻枕，羽毛など）に注意する。

・夜に飲む薬，エピペン®などがあれば家から持参させ，保育者が管理する。

２．製作活動

保育の活動の中には製作活動があり，さまざまな素材を使ってものをつくったり，さまざまな画材を使って描画表現をしたりする。子どもの自由な表現を引き出し，保育者がそれぞれの表現を受容して認めることで，子どもは自己肯定感を味わい，人を信じる心が育つのである。

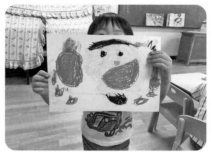

絵画の製作活動の様子
クレパスを使って自分の顔をのびのびと表現。

また，子どもが自らの力で「つくる」という遊びを選択し，満足して遊び込む体験を重ねることで，感性を磨き，創造性や忍耐力，自発性などを養う。人間としての土台を築き，その後の人間形成における基礎となる力を身につけるのである。

製作活動に使用する材料には，食物アレルギーをもつ子どもがアレルギー反応を引き起こす思わぬ危険が潜んでいる場合がある。画用紙や折り紙，のりやクレヨン，油粘土など，一般的な保育教材は安全につくられているものがほとんどである。しかし，自由な発想を導くために，家庭から廃材を回収して，その廃材を利用した工作などを行う場合，その中にはアレルゲンを付着させたまま保育室にもち込まれる可能性のあるものもあり，食物アレルギーをもつ子どもがいるクラスでは注意が必要になる。安全な環境を意識するあまり，子どもの遊びに制限をかけてしまったり，子どもの主体的な活動の意志を奪うことがないように配慮しながら，保育教材の素材にも気を配る必要がある。

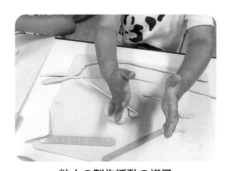

粘土の製作活動の様子
油粘土で製作。粘土にはさまざまな素材がある。

（1）小麦粉粘土

・クラスに小麦粉アレルギーをもつ子どもがいるときは使わない。

・小麦粉アレルギーをもつ子どものいるクラスは，かたくり粉や米粉に代替して，全員が触れることができる素材で行うよう工夫する。

・着色は食紅を使用する。

・クラス内で使用し，クラス外にもち出さない。また，活動後は机・床をきれいに拭きとる。

・小麦粉粘土を使用して製作活動を行う場合，保護者に連絡し，参加できるか確認する。

・誤食のないように見守る。

（2）牛乳パック

・乳アレルギーをもつ子どもがいる場合は，ジュースや紅茶などの乳不使用のパックを使用する。

・乳アレルギーをもつ子どもがいるクラスでは使用しない。

・牛乳パックが使用できるかどうかを保護者に確認したり，食物アレルギーの程度を把握しておく。使用する場合は，洗剤を使って洗浄し，よく乾かしてから消毒して使用する。

・各自，自分が使用できるものを持参して使用する。

・パックの中に直接触れない使い方のときにのみ使用する。乳児は口に入れないように注意する。

・各クラスのアレルギーの状態に応じて，クラス単位で使用するかどうかを検討する。

（3）卵パック

・卵アレルギーの程度を保護者に確認し，卵パックが使用できるか検討する。

・各クラスのアレルギーの状態に応じて，クラス単位で使用するかどうかを検討する。

・洗剤を使って洗浄し，よく乾かしてから消毒して使用する。

・卵アレルギーをもつ子どもがいるクラスでは使わない。

・卵アレルギーをもつ子どもには，卵パック以外の材料を用意する。

（4）ペットボトル

・水，茶など，乳製品の入っていないものを使用する。アレルゲンがないことを確認したものを使用する。

・小麦アレルギーをもつ子どもには，麦茶以外のペットボトルを渡す。大麦が原材料である麦茶は，小麦アレルギーがあるとまれにアレルギー症状が出る場合がある。

・洗剤を使って洗浄し，よく乾かしてから消毒して使用する。

・各クラスのアレルギーの状態に応じて，クラス単位で使用するかどうかを検討する。

・アレルギーの程度を保護者に確認し，自分の家庭から使えるものをもってきてもらう。

・乳児の場合，子どもが直接触れるのではなく保護者がつくった手づくりおもちゃを提供する。キャップが外れないようにテープでしっかり止める。また，キャッ

プを口に入れないように注意する。
・重度の食物アレルギーをもつ子どもがいる場合は別のものを用意する。

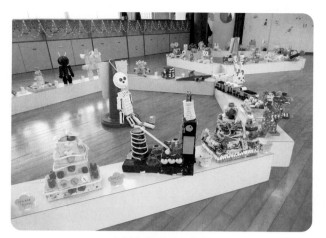

廃材を利用した作品
製作活動ではさまざまな廃材を安全に注意して有効利用する。

（5）プリン・ヨーグルトのカップ

・洗剤を使って洗浄し，よく乾かしてから消毒して使用する。
・アレルギーの程度を保護者に確認し，自分の家庭から使えるものをもってきてもらう。
・卵・乳アレルギーをもつ子どもがいるクラスは，ゼリーのカップを使用したり，アレルギーの程度によって卵不使用のプリンのカップを使用したりする。また，ゼラチンアレルギーをもつ子どもがいる場合は，ゼリーのカップは使用しない。
・重度の食物アレルギーをもつ子どもがいるクラスでは，別のものを用意する。
・各クラスのアレルギーの状態に応じて，クラス単位で使用するかどうかを検討する。

3. そ の 他

・大豆アレルギーをもつ子どもがいる場合，節分の豆まきの豆は，新聞紙を丸めて豆にみたてたもので代用する。
・クリスマス会，誕生会などで提供するケーキは，食物アレルギーをもつ子どもに対応してアレルゲンを除去したケーキにする。または，食物アレルギーをもつ子どもは家庭から食べられるケーキ（または代替品）を持参してもらう。
・保育者たちが一目でわかるように，食物アレルギーをもつ子どものアレルギー情報を掲示したり，ホワイトボードに記入しておく。個別では，トレー（おぼん）

などにアレルゲンを記入したカードを置く。

・バザーなどでラテックスアレルギーをもつ子どもが参加しているときには，風船などのゴム製品にも注意する。

・バザーなどの模擬店で食品を扱う場合は，アレルゲンを表示する。

・水遊びで使う廃材の容器は，アレルギー物質が付着していないものにし，よく洗ってから使用する。

・清掃のあと，牛乳などが付着した雑巾は子どもの手が届かないところへ収納する。

・手洗いせっけんは，牛乳，大豆成分，加水分解小麦などの食品成分が含まれたものは使用しない。

【ボディーペインティング・フィンガーペインティング】

　からだに直接色をつけることができるダイナミックな遊びのひとつにボディーペインティングがある。小麦粉を水で溶き，絵の具，ボディーソープを混ぜて手づくりすることができる。しかし，小麦アレルギーをもつ子どもは使用できない。ボディーペインティングを行う際は保護者に報告し，原材料がアレルゲンとなるアレルギーをもつ子どもがクラスにいる場合は，市販された専用の絵の具を使用するなどの対応が必要となる。

　3歳未満の子どもの遊びには，手指を使って描くことを楽しむフィンガーペインティングがある。同じく小麦粉を溶いてつくる方法もあるが，小麦アレルギーをもつ子どもがいる場合は，市販のものや絵の具を水で伸ばし扱いやすくして使用する。アレルギーの有無に応じて材料を選択する必要がある。

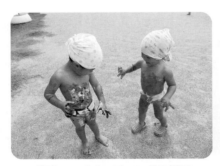
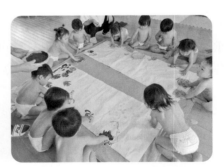

ボディーペインティングの様子　　　　フィンガーペインティングの様子

4．災害時の備えと対応

　災害はいつ起こるかわからない。子どもたちの命を預かる保育者は，もしものときを想定して定期的に避難訓練を行い，災害に見舞われたときに実際に行動できるノウ

ハウを身につけておかなければならない。

　災害には，地震，台風，洪水，竜巻などの自然災害と，火事のような人為災害がある。また，地震による火災や津波による水害など，複合的な災害も起こり得る。発生する季節や時間も予測できないため，さまざまな状況を想定して訓練をする必要がある。そのためには，避難訓練が単なる行事で終わらないように取り組まなくてはならない。

　実際に災害が起こった場合，すべての子どもの命を守るため，日頃の備えが大事であることはいうまでもないが，災害が引き起こすアナフィラキシーショックという2次災害から食物アレルギーをもつ子どもを守るためには，保育者のみならず地域の大人たちが食物アレルギーに対しての理解を深め，連携した行動ができるようにしておくことが必要である。

（1）保育施設の備え

・食物アレルギーをもつ子どもを，保育施設全体で把握しておく。
・非常もち出し用リュック（アレルギー対応の非常食を入れている）の中に食物アレルギーをもつ子どもの情報を記したカード（ワッペンや首からかけられる名札）を入れておく。保護者に許可をとり，リュックにアレルギーをもつ子どもの写真を貼っておいたり，中に入れておき，間違えないように配慮する。
・非常もち出し用リュックの保管場所を保育者，職員全員が把握し，誰かがどのようにもち出すのかを話し合っておく。
・保護者と打ち合わせをして，非常もち出し用リュックに入れておくものを個別に預かっておく（アレルゲンが除去された菓子やレトルト食品など）・災害時の薬（エピペン®や経口薬など）。

（2）困難になる食品の入手

　災害時には交通網が遮断されて食品を含む必要物資がなくなる。コンビニエンスストアーやスーパーマーケットには，食物アレルギーをもつ子どもが食べられる食品が少なく，ほしくても手に入らなくなる。保育施設，自宅も含め，必要なものを備蓄し，賞味期限などの確認をしておくようにする。

・食物アレルギー対応食品が備蓄されている場所の地図と連絡先を記載したカードを準備しておく。
・住んでいる地域の災害備蓄品を調べておく（ホームページで確認する）。
・日持ちのするアレルギー食品の備蓄に加え，食べられる缶詰類，菓子類（卵・牛乳・小麦・大豆などが入っていない食品），レトルト食品（アレルゲンを除去したカレー，おかゆなど），ふりかけ，飲料水（ペットボトル）を備蓄しておく。
・食物アレルギーをもつ子どもの保護者に，非常食の成分を伝えておく。

・アレルギー用ミルクと，調乳用の水を備蓄しておく。
・低アレルギー米や低アレルギー米のレトルト食品を備蓄しておく。

（3）誤食の発生

　避難所では，集団での共同生活を強いられ，除去食がつくれない状況になるため，食物アレルギーの対応ができないことが多く，配られた食事の中から食べられそうなものを選んで食べるしかない。食べられるものは限られており，除去しながら食べれば大丈夫だと考えて食べたところ，じんましんが出たという例がある。このような状況に置かれると，冷静な判断ができないことや，使用されている材料をしっかり確認することが困難なため，誤食が起こりやすいのである。

　また，食物アレルギーはほかの疾患に比べ軽くみられがちであり，「こんなときにぜいたくをいうな」といわれたり，理不尽な対応を受けることもある。食物アレルギーであることを理解していない周囲の人は，アレルゲンの入った食品を知らずに子どもに渡してしまうこともあり，普段の生活では起こり得ないような事故が起こるのが災害時の難しい課題である。

・定期的に血液検査や食物経口負荷試験などを受け，食べられる食品と食べてはいけない食品を整理しておく。
・緊急時の薬の準備やかかりつけの病院・救急病院の電話番号をリストアップし，誤食時の対応を準備する。
・自己防衛のため，食物アレルギーであることを示すワッペンを貼ったり，札を首からかけたり，洋服に書いたりしてすぐ区別がつくようにする。
・アナフィラキシーを起こす危険性のある食物アレルギーをもつ子どもは，エピペン®の処方をしてもらっておく。

（4）アレルギー情報の伝達の難しさ

　災害時は，食物アレルギーをもつ子どもの情報が周りの人に伝わりにくい。多くの人は自分や家族の身を守ることに考えが集中しており，他人にまで意識が及ばないのは仕方のないことかもしれない。

　そうした状況の中では，災害だけではなく，アレルゲンから自分で身を守らなければならない。避難所では一時的に子どもとはぐれてしまうこともあり得る。大勢の人の中には，アレルゲンに触れた手で子どもにさわったり，アレルゲンが含まれているということを知らずに食べ物を分けてもらって食べてしまった子どもが，アレルギー症状を発症してしまうことがある。また，炊き出しなどでは遠慮せず，アレルゲンが入っていないかを調理担当者に確認し，可能であれば個別の食物アレルギー対応調理をしてもらう。

・一時的に子どもと離ればなれになる事態も予想されるため，食物アレルギーであ

ること（アレルギーの内容）をカードに記入しておく。

・食物アレルギーがあることがわかるように，アレルゲンが書かれたワッペンを貼ったり，札を首からかけり，服にアレルゲンを大きく書いて周りの人にわかるようにする。

・食物アレルギー情報カードを常時，通園かばんなどに入れておくとよい。

（5）合併するアレルギー疾患の悪化

避難所においては，ホコリ（寝具のホコリも含む），ダニ，ペット，煙（タバコ，炊き出し，蚊取り線香，たき火），粉塵などの環境の悪化によってぜん息発作が起きやすくなったり，アトピー性皮膚炎の症状が悪化しやすくなる。停電が起これば，電動式吸入器が使用できなくなり，アトピー性皮膚炎のある子どもは，環境悪化や断水のため入浴やスキンケアができなくなることもあり，症状の悪化につながる。

・いつも使用している薬の名前と分量をメモしておく。

・薬を飲ませるための飲料水（ペットボトル）を備蓄しておく。

・アレルギー外来のある病院をリストアップしておく。

・アトピー性皮膚炎がある人は特に衣類や下着は多めに準備しておく。入浴できなくてもからだを拭けるティッシュやコットンなど，スキンケア用品も準備しておく。

・発作時の内服薬を1週間分は準備しておく。

（6）常用薬の不足

災害時は粉塵もひどく，それまでは薬が不要だったぜん息が悪化することがあり，入浴ができないため皮膚疾患が悪化することもある。いつも通っている病院で薬が不足し，すぐに薬が処方されないことも予想される。

・常用薬はなくなる前に処方を受け，1〜2週間受診できなくても困らないようにする。

・定期的に使っている薬の名前と分量を記録しておく。

・薬を飲ませるための飲料水（ペットボトル）を備蓄しておく。

・アレルギー外来のある病院のリストアップをしておく。

参考文献

・NPO法人アレルギー支援ネットワーク：食物アレルギーひやりはっと事例集2018（平成30年：消費者庁消費者政策調査費），2018

写真提供

・社会福祉法人立田南福祉会　幼保連携型認定こども園　立南保育園　（愛知県愛西市）

事 例 紹 介

事例 1

卵アレルギーをもつ子ども：卵の殻の扱い

　5歳のA君が，保育施設の行事でゆで卵の殻にシールを貼って装飾するという製作を行った。A君は卵のアレルギーがあったが，食べるわけではなく製作で使用するので問題がないと考えた。しかし，ゆで卵に開いた穴に指を入れてしまい，その手で目をこすったところ，眼球結膜がだんだん腫れてきてしまった。皮膚に触れて大丈夫でも，眼の中の粘膜に触れるとアレルギー症状が出る場合があり，アレルゲンが手に触れた場合はしっかり手を洗う必要がある。卵アレルギーをもつ子どもがいる保育施設では卵の殻を利用した製作は避ける。

事例 2

牛乳アレルギーをもつ子ども：お菓子の扱い

　3歳のB君は，保育施設が主催したキャンプの帰りのバスの中で，隣の席に座った友だちがもっていたフルーツあめ（乳入り）をもらって食べてしまった。牛乳アレルギーをもつB君は，じんましんが出てしまった。食物アレルギーを理解できない年齢の場合，友だちの中には，食べられないものがある子どもがいることを話して，飲み物や食べ物の交換をしないように説明し，食事時間以外も保育者が注意して観察することが大切である。

事例 3

大豆アレルギーをもつ子ども：紙袋の扱い

　5歳のC君が，保育施設で大きな紙袋を使い，紙の服をつくって着るという製作を行っている途中でぜん息の症状が現れた。この紙袋は，大豆を入れるのに使っていたことがあとでわかり，大豆の粉じんを吸い込んだためにぜん息発作が起きたことがわかった。

　使用済み紙袋の場合，以前の使用内容を確認し，アレルゲンの有無を確認してから使用しなければならない。また，これ以外にも米，そば粉，小麦粉などを扱ったあとの物品は使用しない。

学びの確認

1. 保育施設で製作活動をする際の保育者の配慮についてまとめてみよう。

Q & A

Q アレルギーがあるため，給食の代替で弁当を持参している子どもの保護者から「弁当の中身は，献立と同じメニューでつくったほうがいいですか」という質問があった場合どのように対応すればよいですか。

A 必ずしも同じメニューである必要はありません。子どもに食物アレルギーがあるだけでも保護者には大きな不安や負担があることを認め，できる範囲でよいことを伝えてあげましょう。友だちといっしょに給食の時間を共有しながら，まずは食べることの楽しみを味わえるような雰囲気をつくっていることを話し，保護者を安心させてください。精神的不安をとり除くのも，保育者の役割です。保育施設の給食と違うメニューによって，クラスのほかの子どもたちから指摘があることも考えられますが，食物アレルギーについて伝えるよい食育の機会となります。

Q 保育のカリキュラムの中に小麦粉粘土の活動をとり入れていますが，担当のクラスに小麦アレルギーをもつ子どもがいます。どのように対応したらよいですか。また，小麦粉粘土以外で，油粘土とは違う感触を楽しむほかの方法はありますか。

A 小麦アレルギーをもつ子どもがクラスにいる場合は，小麦粉粘土は使わないほうがよいでしょう。保育施設では，何度も繰り返し使える油粘土が一般的で，子どもが自由に遊べる教材として大変優れています。さまざまな素材で手指を使った感覚遊びを行うという観点から，小麦粉粘土をとり入れている保育施設がありますが，重篤なアレルギー反応を起こし，生命にかかわる危険があるため，必ずしも好ましいとはいえません。ほかのもので代用すればよいのです。感触は違いますが，米粉やかたくり粉でも粘土遊びを楽しむことができます。子どもたちには，小麦粉でもできるということを話し，粘土にはほかにどのようなものがあるのかを考え，いろいろな素材に興味をもつ機会になればよいと思います。

Q 食物アレルギーをもつ子どもがクラスにいるため，遠足のときの「ダメ」なルールが多く，子どもたちの楽しい活動が制限されてしまうので悩みます。どのようにすると子どもたちにとって楽しい活動ができるでしょうか。

A まずは遠足の「ねらい」を考えてみましょう。春の遠足，秋の遠足，お別れ遠足，保護者も参加する親子遠足などがありますが，それぞれ「ねらい」があり，保育の一環として子どもにどのように育ってほしいかを考えて活動の計画を立てます。春

の遠足なら，「新しいクラスの友だちと仲よくなる」「春の花や虫に興味をもち，気持ちのよい気候の中でからだを動かして楽しむ」など，遠足の活動のねらいを明確にすることが大切です。食物アレルギーをもつ子も，クラスの子どもと同様に，遠足を楽しむ権利があり，食物アレルギーをもつ子が参加できなかったり，アレルギー症状を引き起こすことがないようにするためには「ダメ」というルールと考えるのではなく，ねらいを達成するための細心の注意ととらえ，周りの友だちが理解して協力できる体制づくりや，遠足の楽しさの本質的な意味を子どもたちに伝えられるよう工夫することが必要です。

コラム

子ども用防災リュックの備え「みんないっしょのあんぜんリュック」

愛知文教女子短期大学：こどものアレルギー・食育研究会
クミカ工業株式会社（提案・アドバイザー）／加賀産業株式会社（製作・販売協力）

　災害はいつ起こるかわからない。子どもの命を守るために万全の準備をしておきたい。「みんないっしょ」をキーワードに，アレルギーをもつ子どもも，そうでない子どもも誰もが安全に活用できる子ども用防災リュックの備えを提案する。

　どのような保育の活動中に災害が起こるか全くわからない。どんな状況でもすぐに持ち出せる場所に保管をしておくことが大切になる。

　また避難所での過ごし方は，災害の規模や避難場所ごとに異なる。「みんないっしょのあんぜんリュック」には，水やアレルギー対応の食料のほか，子どもが楽しめる工夫がされている。不自由を強いられる避難所でも，安全かつ大人も子どもも「みんないっしょ」に少しでも笑顔になれる時間を過ごしてほしいという願いが込められている。

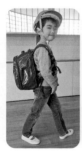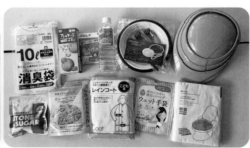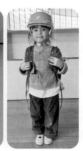

「みんないっしょのあんぜんリュック」の中身

上段左から，消臭袋，ライスクッキー，
　　ペーパー歯みがき，5年保存水，簡易食器セット，
　　オサメット（ヘルメット）
下段左から，氷砂糖，水のいらないレトルト食，
　　レインコート，手袋シャンプー，緊急簡易トイレ
そのほかに，非常用保温シート（ぬりえ付），オリジナル防災ハンドブック（防災すごろく），アミノエリアウェットシート等。

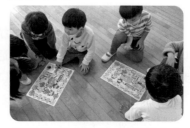

防災すごろくを楽しむ子どもたち

第**6**章 食　　育

1. 食育とは

（1）食育基本法

　食育基本法は，2004年10月に成立し，2005年7月15日に施行された。この法律は前文から第4章（条文第1条〜第33条）までとなっている。内容としては，子どもの頃から食に対しての知識と選択する力を養い，自らが健全な食生活を実践することや国民自身が率先して食育の推進に取り組むことが盛り込まれている。また，家庭，教育機関，食品関連業者などの役割についても記載されている。

第1章　総則

（目的）

第1条　この法律は，近年における国民の食生活をめぐる環境の変化に伴い，国民が生涯にわたって健全な心身を培い，豊かな人間性をはぐくむための食育を推進することが緊要な課題となっていることにかんがみ，食育に関し，基本理念を定め，及び国，地方公共団体等の責務を明らかにするとともに，食に関する施策の基本となる事項を定めることにより，食育に関する施策を総合的かつ計画的に推進し，もって現在及び将来にわたる健康で文化的な国民の生活と豊かで活力ある社会の実現に寄与することを目的とする。

　食育基本法前文において「食育」とは，①「生きる上での基本であって，知育，徳育及び体育の基礎となるべきもの」，②「様々な経験を通じて『食』に関する知識と『食』を選択する力を習得し，健全な食生活を実践することができる人間を育てる」ことと定義されている。この法律の施行以前に「食育」という言葉が日本では，石塚左玄の著書『化學的食養長寿論』（1896年）に記されている。日本が豊かとはいえないその時代から食育は重要な教育であり，あらゆる教育につながることがいわれていた。

　食育には，老若男女を問わず国民が健やかで，こころ豊かな生活が送れるように食について正しい知識を身につけて，自身で安心・安全な食事ができるようにとの期待も含まれている。そのため，国あるいは国民全員が取り組むべきことである。食事をいただく前と後のあいさつや，箸のもち方，食事のマナーなど，食のしつけは家庭でできるものと思われてきた。しかし，家族の中でもライフスタイルが異なり始めた現代においては困難になってきており，食べることの「大切さ」や「楽しさ」を伝える機会も減ってきている。家庭以外に食育を意識的に実践できる場所は保育所，幼稚園などの保育施設，学校などであり，食育の担い手は保育者や教諭で，給食に携わる栄養士や調理員とともに食育を展開すべきである。

（2）食育推進基本計画

　食育推進基本計画とは，食育基本法に基づき，食育を計画的に推進するために作成されるものであり，都道府県，市町村単位で作成に努めなければならない。基本計画は5年期間ごとに作成され，食育推進基本計画（2006年度から2010年度まで），第2次推進基本計画（2011年度から2015年度まで），第3次食育推進基本計画（2016年度から2020年度まで），現在は，第4次食育推進基本計画（2021年度から2025年度まで）をもとに食育が進められている。

1）第4次食育推進基本計画

　第4次食育推進基本計画の概要は図6-1のとおりである。

2）食育推進基本計画の目標と現状

　第4次食育推進基本計画には，目標，具体的な目標値，現状値が掲げられている。目標には，「1.　食育に関心を持っている国民を増やす，2.　朝食又は夕食を家族と一緒に食べる『共食』の回数を増やす，3.　地域等で共食したいと思う人が共食する割合を増やす，4.　朝食を欠食する国民を減らす，5.　学校給食における地場産物を活用した取組等を増やす，6.　栄養バランスに配慮した食生活を実践する国民を増やす，7.　生活習慣病の予防や改善のために，ふだんから適正体重の維持や減塩等に気をつけた食生活を実践する国民を増やす，8.　ゆっくりよく噛んで食べる国民を増やす」ほか，全部で16項目ある。

　「1.　食育に関心を持っている国民を増やす」の具体的な目標値（2025年度，以下同）と現状値は「①食育に関心を持っている国民の割合」90％以上（目標値）に対して83.2％（2020年度現状値）であり，国民への浸透が進んでいることがうかがえる。

　今回，学校給食に関する目標が見直され，「5.　学校給食における地場産物を活用した取組を増やす」の目標値として示された「栄養教諭による地場産物に係る食に関する指導の平均取組回数　月12回以上」（2019年度現状値　月9.1回）では，指導者を具体的に「栄養教諭」としている。さらに「学校給食における地場産物を使用する割合（金額ベース）を現状値（令和元年度）から維持・向上した都道府県の割合　90％以上」

基本的な方針（重点事項）

〈重点事項〉
生涯を通じた心身の健康を支える食育の推進

〈横断的な重点事項〉「新たな日常」やデジタル化に対応した食育の推進
・これらをSDGsの観点から相互に連携して総合的に推進

国民の健康の視点 〈重点事項〉

社会・環境・文化の視点 〈重点事項〉 持続可能な食を支える食育の推進

横断的な視点

食育推進の目標
・栄養バランスに配慮した食生活の実践　・学校給食での地場産物を活用した取組等の増加
・産地や生産者への意識　・環境に配慮した農林水産物・食品の選択等

推進する内容

1. **家庭における食育の推進：**
・乳幼児期からの基本的な生活習慣の形成
・在宅時間を活用した食育の推進

2. **学校、保育所等における食育の推進：**
・栄養教諭の一層の配置促進
・学校給食の地場産物利用促進への連携・協働

3. **地域における食育の推進：**
・健康寿命の延伸につながる食育の推進
・地域における共食の推進
・日本型食生活の実践の推進
・貧困等の状況にある子供に対する食育の推進

4. **食育推進運動の展開：**食育活動表彰、全国食育推進ネットワークの活用、デジタル化への対応

5. **生産者と消費者との交流促進、環境と調和のとれた農林漁業の活性化等：**
・農林漁業体験や地産地消の推進
・持続可能な食につながる環境に配慮した消費の推進
・食品ロス削減を目指した国民運動の展開

6. **食文化の継承のための活動への支援等：**
・中核的な人材の育成や郷土料理のデータベース化や国内外への情報発信など、地域の多様な食文化の継承
・学校給食等においても、郷土料理の歴史やゆかり、食材などを学ぶ取組を推進

7. **食品の安全性、栄養その他の食生活に関する調査、研究、情報の提供及び国際交流の推進：**
・食品の安全性や栄養等に関する情報提供　・食品表示の理解促進

施策の推進に必要な事項
①多様な関係者の連携・協働の強化、②地方公共団体による推進計画の作成等とこれに基づく施策の促進 等

食育基本法
○食は生命の源。食育は生きる上での基本であり、知育・徳育・体育の基礎となるべきものと位置付け
○「食」に関する知識と「食」を選択する力を習得し、健全な食生活を実践できる人間を育てる食育を推進。
○食育推進会議（会長：農林水産大臣）において食育推進基本計画を策定（平成18・23・28年）
○地方公共団体には、国の計画を基本として都道府県・市町村の食育推進計画を作成する努力義務

〈食をめぐる現状・課題〉
・生活習慣病の予防
・高齢化、健康寿命の延伸
・成人男性の肥満、若い女性のやせ、高齢者の低栄養
・世帯構造や暮らしの変化
・農林漁業者や農山漁村人口の高齢化、減少
・総合食料自給率（カロリーベース）38%（令和2年度）
・地球規模の気候変動の影響の顕在化
・食品ロス（推計）612万トン（平成29年度）
・地域の伝統的な食文化が失われていくことへの危惧
・新型コロナによる「新たな日常」への対応
・社会のデジタル化
・持続可能な開発目標（SDGs）へのコミットメント

図6-1 第4次食育推進基本計画の概要

出典）農林水産省：第4次食育推進基本計画，2021.3

および「学校給食における国産食材を使用する割合（金額ベース）を現状値（令和元年度）から維持・向上した都道府県の割合　90％以上」の2つが目標値として示された。学校給食は「生きた教材」として食育活動のツールに活用され，栄養教諭は食育の担い手として大いに期待されている現れである。

　一方，「7. 生活習慣病の予防や改善のために，ふだんから適正体重の維持や減塩等に気をつけた食生活を実践する国民を増やす」の目標値「生活習慣病の予防改善のためにふだんから適正体重の維持や減塩等に気をつけた食生活を実践する国民の割合75％以上」が示されたが，2020年度の現状値は64.3％にとどまっている。

（3）育ちの支援のための食育

1）育ちに合わせた食育

　幼児期の発達の特徴として，成長における自然な個人差がみられる。例えば，2歳児でも2歳の誕生日を迎えたばかりの子どもと間もなく3歳になる子どもでは，月齢差で言語や運動に発達の違いがあり幼児期を一括りにすることはできない。食具の扱いも年齢が上がるに従い，スプーンやフォークを握る→食べ物をすくう，刺す，つかむ。箸がもてる→食べ物をつまむ→運ぶなど上手に使えるようになる。そのため，育ちに合わせた食育を実践しなければならない。それが育ちの支援となり，子どもたちが食育をとおして自身の成長には「食」が密接にかかわっていることを知るきっかけとなる。

2）幼児期にとっての食

○自立の始まり
　　・自分で食事がとれる→こころの発達（自己有能感）
○食べ物の知識の蓄積
　　・おいしいものを特定する　　　・家庭の味の刷り込み
○間食の役割
　　・3食＋補食の必要性
　　・学習の機会→数を数える，分け合う，食事のあいさつの練習
○食事のマナーを身につける
　　・社会性を育むチャンス　　　・食文化に触れる　　　・食事中の事故防止
○共食への理解
　　・家族団らん　　　・集団生活での食事→コミュニケーション能力の発達

（4）「保育所における食育に関する指針」の概要

　2004年，厚生労働省は「楽しく食べる子どもに〜保育所における食育に関する指針」を公表している。以下にその概要を示す。

1）食育の目標

1. お腹がすくリズムのもてる子ども

2．食べたいもの，好きなものが増える子ども

3．一緒に食べたい人がいる子ども

4．食事づくり，準備にかかわる子ども

5．食べものを話題にする子ども

2）食育のねらい及び内容

① ね　ら　い　　「ねらい」は食育目標をより具体化したものである。「子どもが身につけることが望まれる心情，意欲，態度などを示した事項」で，子どもの発育と発達の観点から5項目設けられている。5項目間で相互に関連をもちながら総合的に展開する。

② 内　　　容

・心身の健康に関する項目　　　　…「食と健康」

・人とのかかわりに関する項目　　…「食と人間関係」

・食の文化に関する項目　　　　　…「食と文化」

・いのちとのかかわりに関する項目　…「いのちの育ちと食」

・料理とのかかわりに関する項目　…「料理と食」

なお，3歳未満児については，発達の特性からみて各項目を明確に区分することは難しい。5項目を考慮し一括して示されている。

③ 方　　　針

○食の循環・環境への意識

・生産者，栄養士，調理師との交流→調理する人への感謝→食品ロスの削減

○食育の位置づけ

・保育の一環として強調

・栄養士などの専門性を生かしながら，全職員ですすめる

○保護者や地域の関係者との連携・協働

・多様な関係者との連携，協働→豊かな食育活動

④ 食育計画の方法　　食育は保育と切り離さないことが重要である。

1．保育における食育の位置づけ：保育の一環として食育を位置づける

2．食育計画の位置づけ：保育計画の一環として位置づける

3．計画づくりの担い手：園長を中心にして，保育者，栄養士，調理師，調理員，看護師など，全職員が連携して計画を行う

4．食育計画づくり：子どもの実態把握，子どもに期待する育ち，「ねらい」として設定→活動へと展開

（5）保育施設の食育活動の現状

保育や教育の場では，子どもたちの健全な発育を促すためにも食育活動を積極的に行うことが推進されている。しかし，保育施設や学校の規模や環境によって十分な活

動ができないこともある。農作物を栽培して，芽が出て花が咲き，実となる過程をみせて「生命力を感じてもらいたい」と考えても，栽培するスペースを確保できない。プランターでミニトマトを栽培して子どもたちに採れたての野菜の本来の「甘み」を教えたくても，ミニトマトを丸呑みしてしまう危険性もあり，活動の中になかなかとり入れられない。クッキング保育に挑戦したくても指導者の確保や衛生面がクリアできないなど，活動への障壁はさまざまである。

　そのような中でも，子どもたちの自主性を大切にして活動を行っている保育施設もある。保育者が読んだ絵本をきっかけに「うどんをつくりたい」と子どもが発し，保育者と子どもたちで近所のスーパーへ行き材料を調達し，うどんづくりへと発展した。このうどんづくりは，1度だけではなく，「途中で切れないめんにするためには」と，満足のいくものをつくりたいという子どもたちの自発的な思いで再度うどんづくりが行われたという食育活動を実践した事例である。

　スペースや指導者確保の課題もあるが，保護者や地域と協力しながら保育施設の保育方針に則した食育活動の実践が望まれる。

（6）10の姿と食育

1）三法令改訂（改定）からつながる食育

三法令　2017年3月改訂（改定），2018年4月施行
○幼稚園教育要領　○保育所保育指針　○幼保連携型認定こども園教育・保育要領

なぜ改訂（改定）されたか	・幼児教育の重要性が高まった
	・社会的変化→生活体験不足→子どもたちの育ちに困難
	・0・1・2歳児の保育施設利用増加→保育のあり方の多様化
	・子育ての支援の充実

保育の質を高める

2）幼児教育において育みたい資質・能力（3本柱）

次の3本柱は，遊びや生活の中で育まれるものである。

・知識及び技能の基礎：「何かがわかった！」「わかったからできるようになった！」と「気づく力」。

・思考力，判断力，表現力等の基礎：「気づくことでできた，できるようになった」ことを利用して創意を加えたり試行錯誤する「工夫する力」。

・学びに向かう力，人間性等：「自分でやれる！」という「意欲」「心情」。

3）10の姿とは

「幼児期の終わりまでに育ってほしい10の姿」とは，小学校への接続を円滑に進められるようにとの考えが込められている。

① 健康な心と体

例）身体をしっかり使い自ら健康な安全な活動をつくり出せる。

② 自立心

例）諦めずにやり遂げ満足感を味わいながら自信をもって行動できるようになる。

③ 協同性

例）友だちとかかわりながら思いやりや考えを共有して実現に向けて協力する。

④ 道徳性・規範意識の芽生え

例）善いことと悪いことの区別ができ，相手を尊重し行動できるようになる。

⑤ 社会生活との関わり

例）地域の人びとに支えられ生活していることを理解し，社会への関心や意識をもてるようになる。

⑥ 思考力の芽生え

例）身近なものや用具などの特性やしくみを生かし，展開を考え楽しめるようになる。

⑦ 自然との関わり・生命尊重

例）生命の営みの不思議さや尊さに気づくようになる。

⑧ 数量や図形，標識や文字等への関心・感覚

例）生活の中で，自分の身の回りのもので数量，広さ，速さ，長短を感じ，興味がもてるようになる。

⑨ 言葉による伝え合い

例）人の話を聞いて理解でき，相手に自分の考えを伝えられるようになる。

⑩ 豊かな感性と表現

例）生活の中で，美しいものやこころを動かされるような出来事を通して，イメージを豊かにもちながら楽しく表現できる。

これらを育むためにさまざまな取り組みがなされている。「食育」もそのひとつである。

育ってほしいこの姿は，なるべきものではなく，子どもが自発的に遊びをとおしてこれらの姿が育まれることが重要であるとしている。保育施設で食育計画を作成する場合，10の姿を生かして食育活動の内容を組み立てるとよい。例えば，②の「自立心」では，料理をつくる準備として，エプロンやバンダナを自分で身につけて身支度ができるようになる。③の「協同性」では，料理の材料を運ぶ，洗う，切るなどの作業を助け合いながらできるようになる。⑥の「思考力の芽生え」では，調理道具をどのように使うとよいか，けがをしないように料理をつくれるようになることなどを食育計画のねらいにすることは，目標達成に有効である。

（7）食物アレルギーをもつ子どもへの食育活動

　アレルギー疾患対策基本法が2014年に成立した。生活環境のさまざまな要因によって，アレルギーのリスクが高まったり，重症化するため，国全体でアレルギー疾患対策と推進の必要性，責務が明らかとなった。また，「保育所における食育に関する指針」の「第6章　多様な保育ニーズへの対応」の中でも「食物アレルギーのある子どもへの対応」があり，最新の情報をとり入れて教職員全員で取り組むこととされている。

　食物アレルギーをもつ子どもが，増加傾向にあり，保育施設では日々の給食提供でも苦慮することがある。食育の重要性が高まる一方で，食物アレルギーをもつ子どもが同じ保育室にいる場合の食育活動をどのように計画をし，進めればよいのかは困難を伴う。食物アレルギーをもつ子どもをほかの子どもたちと離して行うことは最良ではない。給食と同じように，子どものアレルゲンを把握することが先決である。

　幼児期は，小麦，卵，乳・乳製品によってアレルギー症状が出現する子どもの割合が高いことから，できるだけそのような食材を使用しないようにする。小麦粉を使用しなくとも，米粉でケーキやお好み焼きをつくることができる。野菜や魚は品種も多く，幅広い食育を展開することができる。

　食物アレルギーをもつ子どもがいる食育活動は保育者だけで行うのではなく，栄養士や調理員，看護師などの職員とともに実践し多くの目で見守り，万一に備えるようにする。食べ物そのものを教材にする食育は効果的ではあるが，必ずしも食べ物を教材にしなくてもよく，子どもが夢中になれる食育活動（食育折り紙や紙芝居など）を実践することが望まれる。

（8）こころを豊かにする食育活動

　夕食時，食卓で料理を囲み一日のできごとについて会話をしながら食事するだけでも食育といえるが，近年，ひとりで食べる「孤食」，子どもだけで食事をする「子食」，家族が別々のものを食べる「個食」，同じものを食べる「固食」，などの「こしょく」の問題が起こっている。大人の生活リズムに子どもを巻き込み，子どもの生活の乱れから食生活の乱れへとつながるケースが多くなっている。食は生きるための源であり，大切なものであると誰もが認識していると信じたいが，その食をおろそかにしている現状も否めない。食育活動は，保育施設が家庭や地域に受け入れられ，協力し合い，お互いにメリットがなければならない。

　保育者は，いつも子どものそばにいて信頼も厚い。保育の中での食育推進の担い手として保育者はふさわしい人材である。栄養・給食の専門である栄養士や，からだ・保健の専門である看護師などの職種と連携し，子どもを中心に考えたこころを豊かにする食育活動の実践に期待する。

2．みんないっしょの食育計画―ある保育施設の取り組み―

　「食育」と聞くと，専門的な知識がないからと懸念する保育者もいるだろう。しかし，本来の「食育」は日々の保育から切り離されたものではなく，子どもたちが「食」への興味・関心をもつことができるようにするために，保育者のかかわりや援助が必要であると考えられる。

　「食育」の視点から日々の保育活動をみたとき，子どもたちにとって保育の遊びや経験はどのような意義があるのか，また保育者として「食育」を意識することによって日々の保育内容をどのように充実させることができるのだろうか。先進的な取り組みを実践している保育施設から学んでみよう。

　園一丸となり食育に積極的に取り組んでいる千葉県市川市にある市川保育園を紹介する。当園では，和食を中心に伝統食や季節の素材や地元の食材をとり入れながら，アレルギーフリー（アレルゲンが含まれていない）の給食を提供している。食物アレルギーをもつ子どもだけが別メニューを食べるのではなく，みんなで同じ給食を食べている。そのため，園で毎日提供される給食には「卵・乳・小麦」は使用されていない。もちろん，子どもたちといっしょに取り組むおやつづくりなどでも同様である。給食室の栄養士，調理員，保育者が一体となって積極的に「食育活動」を日々の保育の中にとり入れている。

　当園を訪問した際，子どもたちといっしょに自慢の給食をごちそうになった。メニューはさんまのかば焼きと春雨サラダ，梅ご飯，みそ汁だった。給食の時間に繰り広げられる子どもたちの会話の端々に，「食育」が感じられた。「この魚は，さんまだよね」「昨日，園に来てくれたお魚屋さんが，さんまとたいをもって来てくれたんだよ」「私は，お魚屋さんに質問したの。何時からお仕事しているんですかって。そしたら，みんながまだ寝ている夜の3時からだって。びっくりしちゃった」などという子どもたちの会話があった。

　さらには，私のご飯を何度ものぞき込む子どもたち。「ねえねえ，梅干しの種，入ってた？」どうやら，梅ご飯に入っている梅干しの種は"あたり"のようだった。

　子どもたちが園庭で収穫した梅を使って，子どもたち自らつくった梅干しである。与えられたものをただ食べるのではない，子どもたちの「食」への主体的な姿勢がうかがえる給食の時間であった。

（1）全体的な計画および年間計画

　市川保育園の全体的な計画に掲げられた理念，教育方針，教育目標を紹介する（表6-2）。全体的な計画には，続けて食育の推進に関する目標と年間の主な行事や安全対策・事故防止に関する項目などが記載されている。

　当園ではアレルギーフリーの給食を提供していくうちに，自然と和食中心のメニューになったという。和食のメニューは，一見すると子どもたちからの人気は低そうだが，園児は和食の味に慣れ親しんでいる。発達の過程にある幼児期だからこそ，旬の食材や和食を中心とした献立が，子どもたちの味覚の発達を促す重要な役割を果たしている。

　主な行事をみると，焼きいも会やおもちつき会，お店屋さんごっこなど，「食」に関する行事を多くとり入れていることがわかる。近年では，スーパーに行くと一年中同じ野菜や果物，魚を購入することができる。当園では，食材の旬を知ることを大切にしながら，一年をとおして四季折々の食育活動が展開されている。梅の実を収穫したり，よもぎを摘みに出かけたりと，子どもたちは日々の保育の中で旬の食材をとおして季節を肌で感じているのである。給食を提供されるだけの“受け身”な食事ではなく，子どもたち自らの手で収穫し調理する活動をとおして，「食べてみたい」気持ちや，食への感謝の気持ちが育まれている。

　以上のように，食育活動が「収穫体験をする」「クッキングをする」といった単発

表6-2　全体的な計画

理　念	・児童憲章の精神を基本理念として，子どもの人権と個性を尊重し，自然を愛し，科学と芸術を尊び，道徳的心情が培われる保育を推進する。
教育方針	・保護者や行政と力を合わせながら，地域の子育てのよきパートナーとして保育園の機能を生かし，多様なニーズに応え，豊かな愛情をもって保育にあたる。 ・子どもの最善の利益のために児童の福祉を積極的に推進する。
教育目標	・生きる基礎を養い，根気強さを育てる。 ・友だちとかかわり，助け合う気持ちを大切にする。 ・表現することを喜ぶとともに共感できるこころを育む。 ・人を信頼し，思いやりのあるこころを育てる。
食育の 推進目標	①味覚を育てること ②「旬の食材」を知り，触れて季節を感じる ③日本文化の継承 ④いろいろな食の場面を経験して食べたいもの，好きなものが増える子ども 　（よもぎ摘み，野菜の苗植え，ちまきづくり，梅干しづくり，野菜の収穫，焼きいも会，焼き魚の会，いも煮会，みそづくり，せんべい焼き）
主な行事	・入園進級式　・こどもの日の集い　・消防訓練　・プール開き　・きて，みて，あそんで「夏祭り」　・交通安全指導　・運動会　・遠足　・焼きいも会　・おもちつき会　・お楽しみ会　・クリスマス会　・新年の集い　・お店屋さんごっこ　・保育懇談会　・保育参観　・お別れ会　・卒園式
安全対策・ 事故防止	・AEDや食物アレルギーをもつ子どもに対するエピペン®などの使用

出典）市川保育園：「2019年度全体的な計画」より抜粋

的なイベントとしてではなく，年間をとおして四季折々の保育の中で継続的に取り組まれていることがわかる。全体的な計画の中には，安全対策や事故防止に関する項目の中に「AEDや食物アレルギーをもつ子どもに対するエピペン®の使用」が明記されている。

　今後，保育の場での活躍が期待される保育者は，子どもたちの健全な発達を保障する「"食育"が一体となった保育」がより一層求められる。そのために必要な知識として，食物アレルギーをもつ子どもに対する理解はもちろんのこと，野菜の旬や栽培方法，調理に関する基礎知識も備えていることが望ましいだろう。

（2）年間食育計画

　年間食育計画（表6-3）をみると，表6-2の「食育の推進目標」が実際の保育活動の中で具体化され，取り組まれていることがわかる。

表6-3　年間食育計画

月	食育の日 （食材に触れる）	活動内容案	食教育 （3～5歳児）	食農活動	行　事
4月	春を感じる野菜（新じゃがいも，新たまねぎ，春キャベツ，たけのこ）	春キャベツちぎり，新たまねぎの皮むき，たけのこの皮むき	食器の片づけ方	みその天地返し（前年度2月仕込み），畑の整備，お米当番開始，よもぎ団子づくり（散歩でよもぎを摘む）	進級お祝い膳，こどもの日メニュー
5月	春を感じる野菜（そらまめ，スナップえんどう，グリンピース）	そらまめ・グリンピースのさやむき，スナップえんどうのすじとり	食事のマナー（茶碗の持ち方，ご飯・汁物の食べ方）	ちまきづくり，畑づくり，夏野菜の苗植え，種まき・バケツ稲・さつまいもの苗植え	ちまきづくり
6月	初夏を感じる（梅，しそ，さくらんぼ，びわ，メロン）	梅ジュースづくり，さくらんぼ・びわを食べる	咀嚼の話，まほうの食べ方	うめの収穫，梅干しづくり，梅ジュースづくり，しそ揉み，じゃがいも収穫（前年度3月苗植え）	お泊り保育，カレーづくり（包丁当番）
7月	夏野菜に興味をもつ（とうもろこし，きゅうり，さやいんげん，トマト，ミニトマト，ピーマン）	とうもろこしの皮むき，ピーマンの種とり	五感で味わう食事	梅じそ漬け，梅干し天日干し，瓶詰め	七夕献立
8月	夏野菜に興味をもつ（えだまめ，オクラ，かぼちゃ，なす，とうがん），果物（すいか）	えだまめもぎ，かぼちゃのおなか，すいかのおなか	おやつの食べ方，スプーン・フォークの持ち方（1・2歳児）	夏野菜の収穫，園庭の野菜を楽しむ	食中毒警報

月	食育の日 （食材に触れる）	活動内容案	食教育 （3～5歳児）	食農活動	行　事
9月	秋の果物を知る（なし，ぶどう）	なし・ぶどうを食べる	食べたご飯はどうなるの？（うんち）	稲刈り，月見団子づくり	お月見メニュー
10月	秋の味覚　いも・魚を食べて楽しむ（さつまいも，さんま）	いも洗い，いも包み，さんまの食べ方	4歳児：お米当番開始 5歳児：食品の仲間分け開始	冬野菜の苗植え，干し柿づくり，みそ完成（みそ汁づくり），いもの収穫	ハロウィーン献立，焼き魚の会，いも煮会，焼きいもの会
11月	食文化の継承〜だしを味わう秋の食材に触れる（きのこ）	だしについて知る，きのこさき	和食のだしの種類	きのこ収穫	七五三メニュー
12月	根菜類を知る（れんこん，ごぼう，だいこん，さといも）	土の中の野菜を知る	野菜は土の中と上？	冬野菜の収穫	鏡もちづくり，おもちつき
1月	乾物食品に興味をもつ，花野菜を知る（ブロッコリー，カリフラワー），干しいもづくり	乾物の魅力いろいろ（切干，わかめ，高野豆腐など）	乾物の魅力	切干だいこんづくり，たくあん用干しだいこん	おせち料理，新年のつどい，七草粥，お店屋さんごっこ
2月	大豆でできる食品を知る，ごますり体験（ほうれんそうのごま和え）	みそづくりにちなみ大豆に興味をもつ，すりばち・すりこぎを知る	大豆の大変身	みそづくり（仕込み），せんべい焼き	節分，みそづくり，せんべい焼き
3月	春を感じる果物（いちご）ジャムづくりを楽しむ，よもぎ摘み	いちごジャムづくり，よもぎ団子づくり	食事のマナー，感謝の気持ち	じゃがいも苗植え	ひな祭り会，卒園お祝い膳，卒園遠足，リクエストメニュー

出典）市川保育園：「2019年度年間食育計画」

　例えば，11月「食育の日」の内容にある“だしを味わう”という活動は，「食育の推進目標」の①味覚を育てること，につながる。4月「活動内容案」にある“春キャベツちぎり”“たけのこの皮むき”といった春を感じる野菜に触れる活動は，「食育の推進目標」の②「旬の食材」を知り，触れて季節を感じる，ことである。また，5月「食農活動」の“ちまきづくり”や12月「行事」にある“鏡もちづくり”は，「食育の推進目標」の③日本文化の継承，に関連した取り組みである。こうした具体的な日々の保育活動を通して，「食育の推進目標」の④いろいろな食の場面を経験して食べたいもの，好きなものが増える子ども，につながっていくのである。

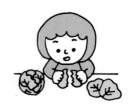

（3）週間指導計画

　次に4歳児クラス，1月の週間指導計画をみてみよう（表6-4）。寒さが厳しい時期ではあるが，旬の食材（はくさい）に触れる活動や，日本の伝統文化への関心を高めるもちつき会の取り組みが計画されている。

表6-4　12月の週間指導計画

子どもの姿	寒さに負けず戸外遊びを楽しむ姿がみられる。		月のねらい	友だちといっしょに表現遊びを楽しむ。
行　事	11日：はくさいちぎり 13日：もちつき会		週のねらい	寒さに負けず自然に触れながら戸外遊びを楽しむ。

日にち	ねらい	環境構成	予想される子どもの姿	配慮事項
12/9 （月）	お楽しみ会の余韻を楽しみながら，異年齢でのかかわりを楽しむ。	異年齢で声をかけ合いながら，ホールなど広い環境で劇遊びを楽しめるようにする。	異年齢でかかわりながら，好きな役になりきり劇遊びを楽しむ。	異年齢が手本となったり，保育者の踊りを見たりして，理解していけるようにする。
12/10 （火）	園庭でからだを動かしながら，のびのびと楽しむ。	園庭を整備してから園庭に出て，安全な環境を整える。	友だちとかかわり合いながらのびのびとからだを動かして楽しむ。	遊び方の約束について子どもたちと確認する。 危険のないように保育者を配置して安全に配慮する。
12/11 （水）	食育をとおして野菜に興味・関心をもつ。異年齢での遊びを楽しむ。	はくさいちぎり 準備：はくさい，ボウル⇒ちぎったはくさいを給食室へ運ぶ。	知っている野菜，食べたことのある野菜について話したりしながら取り組む。	野菜について話をしたり，野菜が出てくる絵本を読んだりして，興味・関心がもてるようにする。
		〜略〜		
12/13 （金）	もちつき会をとおして日本伝統文化を知り，食に興味・関心をもつ。	もちつき会 準備：もち米，杵，臼，手返し用の水，エプロン，三角巾	お米がもちに変化する過程に関心をもつ。 好奇心から臼の近くに寄ってきてしまう子どもがいる。	誤飲・誤嚥には十分注意し，細かくしたり噛みちぎって食べるように促す。食中毒を予防するため，手洗いを徹底する。

出典）市川保育園：「2019年度週間指導計画」

　この週の保育者の振り返りには，「はくさいはかなりの量ではあったが集中して最後まで取り組む姿があり，給食もよく食べていたように感じる。もちつき会では，寒い中ではあったが，楽しむことができていた。今後も伝統行事に触れる機会を大切にしていきたい」と記されている。子どもの野菜嫌いで悩む保護者や保育者は多いだろう。市川保育園では，日々の保育の中で季節の野菜を目の前にして触れる活動をとおして，子どもたちの年齢に合わせ「食べてみたい」意欲につながる活動が展開されている。

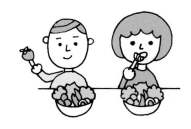

（4）エピソード記録

1）まぜまぜクッキングの取り組み─2歳児クラス─

　2歳児クラスでは，食べ物の好き嫌いが次第にはっきりし，特に緑色の野菜はかたくなに食べない子どももいて，保育者を悩ませている。火や包丁を使わずに，継続的に展開される「まぜまぜクッキング」の取り組みをみてみよう。

《ねらい》副菜の「和え物」や「サラダ」を自分で混ぜてみることで野菜に興味や関心をもち，食べてみようとするきっかけにつなげる。

<u>12月3日（火）メニュー：白和え</u>　☆ごまアレルギーをもつ子どもがいないことを確認。
　白和えにはどんな具材が入っているのか子どもたちに質問してみると，「ほうれんそう！」「にんじん！」と元気に答えてくれました。
　材料をボウルに入れて，「おいしくなあれ」「おいしくなあれ」とまぜまぜ。匂いもよく嗅いでみるように促すと，「ごまが入ってる！」という声があがりました。匂いからも食材が理解できたことがうれしかったようです。
　普段から白和えをよく食べている子は，おかわりして食べていました。野菜が苦手な子は，残念ながら緑色のほうれんそうを避けている様子もありました。

<u>12月13日（金）メニュー：シーチキンサラダ</u>
　子どもたちといっしょにサラダに使う野菜の名前を確認してから，ドレッシングと混ぜました。ほとんどの子どもたちが，野菜の名前を半分くらいは覚えていて，感心しました。
　混ぜることに慣れてきた子どもたち。自然と混ぜている友だちのボウルを手で押さえてあげたり，「こぼれているよ」と教えてあげる姿もみられるようになりました。
　子どもたちの大好きなシーチキンサラダ。おかわりの量も増えた気がします。このまま野菜が少しでも多く食べられるようになるといいね。

《保育者の考察》
　回数を重ねるごとに，ボウルで混ぜる動作もとても上手になり，楽しんで取り組んでくれていました。野菜嫌いの子にすぐに効果はみられませんでしたが，野菜の名前を少しずつ言えるようになりました。これからも野菜料理を目の前にして，見慣れ，食べることにつながってくれればと思います。

出典）「2019年度市川保育園食育活動実施報告書」より一部改変

　まぜまぜクッキングの取り組みはほかにも「ほうれんそうのごま和え」「ほうれんそうの磯和え」「マセドアンサラダ」を実施している。繰り返し経験することにより，子どもたちの野菜に対する意識の変化や，調理への意欲の高まりがみられている。子どもたちが苦手な食材やメニューであっても，保育者が場面や方法を変えて工夫することで，子どもたちが成長していることがわかる実践である。

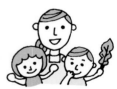

2）よもぎ団子づくり―4歳児クラス―

《ねらい》土手で「よもぎ」に触れて，摘んで春を感じ楽しむ。
クッキングをとおして，よもぎがお団子になることを知る。

3月10日（月）

　よもぎ団子づくりのために，お散歩コースの土手までよもぎを摘みに行きました。前日には，よもぎの摘み方レクチャーを給食室の栄養士さんにしてもらいました。

　みんなのお口に入る，おいしいお団子をつくるためのよもぎ摘み。ポイントは，葉先の柔らかい部分だけを摘みとること。よもぎのいい香りをかぎながら，お団子になるのを楽しみにしている子どもたち。

　園に戻ったら，いよいよよもぎ団子をつくります。たくさん摘んできたよもぎを，給食室へ運び，ゆでてもらいました。

　今日のお団子づくりの材料は，白玉粉，絹豆腐，きな粉，砂糖です。ゆでたよもぎと，白玉粉，絹豆腐を混ぜ合わせてこねます。まとまってきたら，一つひとつていねいに，小さくお団子の形に丸めていきました。

　できあがったお団子をもって，いざ給食室へ。調理員さんにゆでてもらう様子を，のぞき込む子どもたち。「いいにおいがしてきた〜」と期待が高まります。

　ゆで上がったお団子に，きな粉をかけていただきました。自分たちで摘んできたよもぎです。子どもたちの中には，「草って食べられるんだ！」という驚きがあったようです。

《保育者の考察》

　「よもぎ摘みのレクチャー」があったので，葉先の柔らかい部分だけを上手に，とてもきれいに摘めていました。給食室でゆでる様子をみたり，よもぎの香りをかいだりしながら，おやつの時間に「よもぎ団子」を食べられる楽しみにつながる活動になりました。

出典）「平成30年度市川保育園食育活動実施報告書」より一部改変

【保育者に求められる資質とは】

　野菜の栽培や収穫，よもぎ摘みなど，保育者自身も未経験のことが多い。子どもたちの経験を豊かにしていくために，保育者自身も子どもたちといっしょに調べ，挑戦してみるという積極的に食育へ取り組む姿勢が，今後の保育者の資質として求められるだろう。

参考文献
・板木利隆監修：からだにおいしい野菜の便利帳，高橋書店，2014
・厚生労働省雇用均等・児童家庭局保育課：楽しく食べる子どもたちに〜保育所における食育に関する指針〜，2014
・文部科学省：幼稚園教育要領，2017
・厚生労働省：保育所保育指針，2017
・厚生労働省：幼保連携型認定こども園教育・保育要領，2017
・公益社団法人児童育成協会　児童給食事業部：給食事業部だより，No.223なつ号，2019
・吉田隆子監修：いただきますごちそうさま，Vol.56夏号．メイト，2016
・吉田隆子監修：いただきますごちそうさま，Vol.65秋号．メイト，2018
・吉田隆子監修：いただきますごちそうさま，Vol.67春号．メイト，2019
・文部科学省：食に関する指導の手引き―第二次改訂版―，2019
・児玉浩子編・太田百合子・風見公子・小林陽子・藤澤由美子：子どもの食と栄養，中山書店，2014

事例紹介

事例 1

千代田保育園の食育活動

　愛知県稲沢市にある千代田保育園では，子育て支援"すまいる"の中で食育を積極的にとり入れたミニ講座を開催している。子育て中の母親と未就園の子どもがいっしょに食育活動を楽しんでいる。ミニ講座は定期的に行われ，外部講師による講話，卵・乳・小麦を使用しないお菓子づくり，参加者同士の交流が行われ，子どもの食について講師に直接相談できるようになっている。

　講話では，子どもの健全な成長に食育のかかわりが深いことや，胎児期から食育を始めることが有効であるなど，食育の重要性が語られている。参加者同士の交流は，子育ての情報交換ができ，経験談から子育ての参考となる情報を収集できるよい機会となっている。参加者の相談内容は，偏食やむら食いに関することが多いが，「きょうだいの中でひとり，食物アレルギーをもつ子どもがいておやつの時間は，別々のものを食べさせている。ほかのきょうだいたちと離しているが，それで大丈夫か」という家庭内での食物アレルギーをもつ子どもへの配慮についての相談もある。

　お菓子づくりでは，食物アレルギーをもつ子どもが参加することを考慮して，できるだけ卵・乳・小麦を使用しないものにしている。また，やけどやけがを回避するために，火を使わない菓子にしている。火を使う場合は，材料を半調理状態にしたり，園の調理室で加熱をするなどしている。

　子どもは，手で一生懸命に材料を握り，丸めたりすることで刺激を受け感覚を養える。母と子がいっしょに楽しめることは，理想的な食育活動であるといえる。

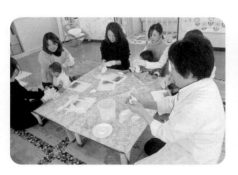 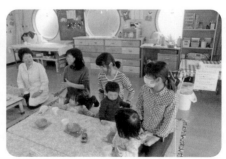

レシピ紹介　事例1のミニ講座で実習した　卵・乳・小麦を使用しないお菓子

紙コップでつくる大福（8個分）

〔材料・分量〕

こしあん……………………160g

白玉粉……………………120g

水………………………150mL

砂糖………………………30g

かたくり粉……………………適量

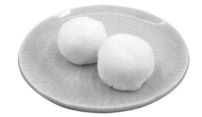

〔つくり方〕

① こしあんを8個分に丸める。

② 紙コップの中で白玉粉，水，砂糖を合わせてよくといて食品用ラップで軽くふたをして，電子レンジ（600W）で1分～1分30秒加熱する。

③ ②を割りばしで練り，紙コップを縦半分に破り，生地をかたくり粉の上に出す。

④ ①を③でつつむ。

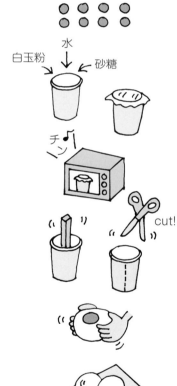

<table>
<tr><td colspan="4">〈エネルギーおよび栄養素量〉（1個分）</td></tr>
<tr><td>エネルギー</td><td>100kcal</td><td>カルシウム</td><td>6mg</td></tr>
<tr><td>たんぱく質</td><td>2.9g</td><td>鉄</td><td>0.7mg</td></tr>
<tr><td>脂質</td><td>0.3g</td><td>食塩相当量</td><td>0g</td></tr>
<tr><td>炭水化物</td><td>21.1g</td><td></td><td></td></tr>
</table>

ビニール袋でつくるすはま団子（10個分）

〔材料・分量〕

きな粉	40g
砂糖	40g
水飴	40g
ガムシロップ	1個
グラニュー糖	適宜

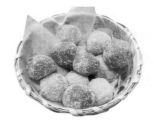

〔つくり方〕

① ビニール袋にきな粉，砂糖，水飴を入れて揉みながら練り合わせる。まとまらない場合は，ガムシロップで硬さを調節する。

② 直径1.5cmに丸め，グラニュー糖が入った紙コップに①を入れて転がすようにまぶす。

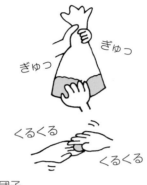

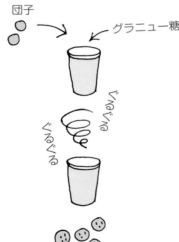

〈エネルギーおよび栄養素量〉（5個分）

エネルギー	239kcal	カルシウム	38mg
たんぱく質	7.4g	鉄	1.6mg
脂質	5.2g	食塩相当量	0g
炭水化物	44.6g		

かわりおさつ茶巾（2個分）

〔材料・分量〕

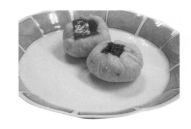

さつまいも	50g
砂糖	2g

【抹茶の求肥】

白玉粉	6g
水	7mL
砂糖	3g
抹茶	少量

【野菜かんてん】※つくりやすい分量
これを小さく角切りにする

野菜ジュース	200mL
水	20mL
粉寒天	2g
砂糖	40g

〈エネルギーおよび栄養素量〉（2個分）

エネルギー	114kcal	カルシウム	20mg
たんぱく質	1.1g	鉄	0.4mg
脂質	0.2g	食塩相当量	0g
炭水化物	27.2g		

〔つくり方〕

① さつまいもは1cm幅の輪切りにして強火で15分蒸し，熱いうちに皮をむいてつぶし，砂糖を加えてひとかたまりにし，2等分する。

② 等分したさつまいもを丸めてから平らにし，丸めた抹茶の求肥，野菜寒天ををそれぞれのせてしぼる。

【抹茶の求肥】

① 白玉粉，水，砂糖，抹茶をよく混ぜ合わせて，耐熱容器に入れてラップをして電子レンジで1分加熱する。少し練ってから丸める。

【野菜かんてん】

① 水に粉寒天を振り入れて火にかける。

② ①が煮溶けたら砂糖，野菜ジュースを加えてひと煮立ちさせる。

③ ②を冷やし固めて角切りにする。

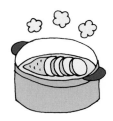

2等分に

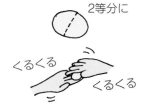

くるくる　くるくる

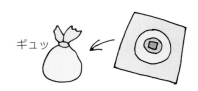

ギュッ

111

学びの確認

1. グループで保育施設における食物アレルギーをもつ子どもにも対応した食育計画を作成してみよう。

進め方の一例

所要時間	受講者	ファシリテーター*の動き
5分	自己紹介1グループ4〜5人 1分程度の自己紹介 （司会者，書記，記入者，発表者を決める）	・速やかにテーマを決め，グループワークに進めるように役決めを誘導
5分	テーマ選択（①〜③の中からひとつ選択） ①「食を営む力」を育む計画 ②子どもの発達に応じた計画 ③園の特徴を生かした計画	・ひとつのテーマに偏っていないか確認 ・各テーマ2グループずつが理想 ・選択されないテーマがないようにする
50分	グループワーク 計画表の下書き 模造紙に計画表作成 （フォームのあるものを使用） 作成の手順 ①目標設定 ②食育をとおしてめざす子ども像 （ねらい・内容）の計画 ③年齢設定 ④年間の具体的内容	・食育計画表の配布 　A3判上質紙：下書き 　模造紙：清書書き ・机間巡回 ・グループワーク終了5分前に，まとめにとりかかるように声がけ ・発表の準備
20分	発表（1グループ3分程度）	・司会進行 ・タイムキーパー ・発表グループの誘導
10分	まとめ ・グループ間の質疑応答 ・意見交換 ・感想	・司会進行

＊英語のfacilitate（促進する，手助けする）が語源。複数の人が参加する意見交換の場における司会進行役のこと。

Q & A

Q 保育施設で年間の食育活動計画を作成して，実践してみましたが，どのように評価をすればよいのかわかりません。

A 食育活動計画を実践したら必ず評価をしてください。年長組であれば活動を行った後に，簡単なワークシートをさせて理解度を確認することができます。それをもとに評価をします。乳児や年少組の子どもは，活動中の表情や反応をよく観察してください。評価・振り返りができたら，改善点を洗い出し，計画の再考をします（PDCAサイクルの図参照）。それを繰り返しながら食育活動を進めます。

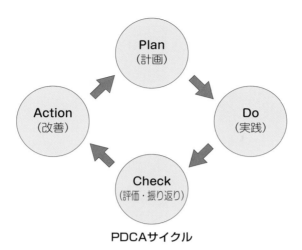

PDCAサイクル

Q 食物アレルギーをもつ子どももいっしょに楽しめるクッキング保育を計画しました。米粉のお好み焼きをつくりたいと思います。お好み焼きにつけるソースをしょうゆにしたいのですが，小麦アレルギーをもつ子どもにも使えますか。

A しょうゆに残存している小麦たんぱく質は微量です。大半の子どもに使用できます。しょうゆなどに含まれるたんぱく質は醸造工程でアミノ酸まで分解されていますが，アレルギー症状の出やすい子どもに対しては，小麦を使用していない食物アレルギーに対応した製品を使用してください。また，原材料表示をしっかり確認し，不明な点があれば製造元へ確認をするようにしてください。

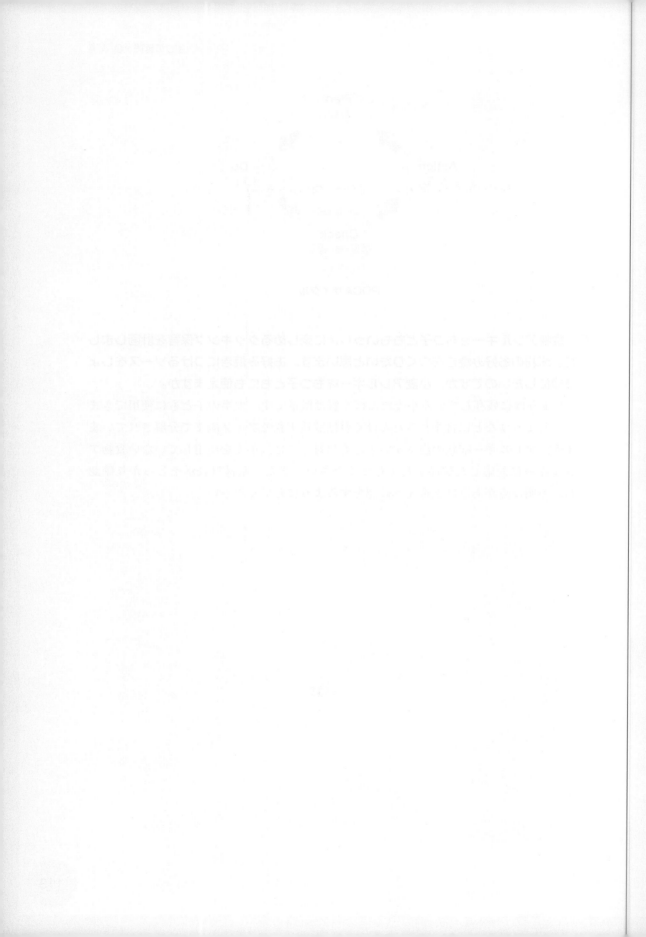

資 料

●資料1．保育所におけるアレルギー疾患生活管理指導表
（食物アレルギー・アナフィラキシー・気管支ぜん息）

（参考様式）　※「保育所におけるアレルギー対応ガイドライン」（2019年改訂版）

保育所におけるアレルギー疾患生活管理指導表（食物アレルギー・アナフィラキシー・気管支ぜん息）

名前　　　　　　　　男・女　　　　年　　月　　日生（　　歳　　ヶ月）　　　　組　　　　　　提出日　　年　　月　　日

※ この生活管理指導表は、保育所の生活において特別な配慮や管理が必要となった子どもに限って、医師が作成するものです。

アナフィラキシー（あり・なし）／食物アレルギー（あり・なし）

病型・治療

A．食物アレルギー病型
1．食物アレルギーの関与する乳児アトピー性皮膚炎
2．即時型
3．その他（新生児・乳児消化管アレルギー・口腔アレルギー症候群・食物依存性運動誘発アナフィラキシー・その他）

B．アナフィラキシー病型
1．食物（原因：　）
2．その他（医薬品・食物依存性運動誘発アナフィラキシー・ラテックスアレルギー・昆虫・動物のフケや毛）

C．原因食品・除去根拠
該当する食品の番号に○をし、かつ（　）内に除去根拠を記載
　　【除去根拠】
　　該当するものを（　）内に番号を記載
　　①明らかな症状の既往　②食物経口負荷試験陽性　③IgE抗体等検査結果陽性　④未摂取
1．鶏卵（　）
2．牛乳・乳製品（　）
3．小麦（　）
4．ソバ（　）
5．ピーナッツ（　）
6．大豆（　）
7．ゴマ（　）
8．ナッツ類＊（　）　（すべて・クルミ・カシューナッツ・アーモンド・　）
9．甲殻類＊（　）　（すべて・エビ・カニ・　）
10．軟体類・貝類＊（　）　（すべて・イカ・タコ・ホタテ・アサリ・　）
11．魚卵＊（　）　（すべて・イクラ・タラコ・　）
12．魚類＊（　）　（すべて・サバ・サケ・　）
13．肉類＊（　）　（鶏肉・牛肉・豚肉・　）
14．果物類＊（　）　（キウイ・バナナ・　）
15．その他（　）
　＊は（　）の中の該当する項目に○をするか具体的に記載すること

D．緊急時に備えた処方薬
1．内服薬（抗ヒスタミン薬、ステロイド薬）
2．アドレナリン自己注射薬「エピペン®」
3．その他（　）

保育所での生活上の留意点

A．給食・離乳食
1．管理不要
2．管理必要（管理内容については、病型・治療のC．欄及び下記C．E欄を参照）

B．アレルギー用調整粉乳
不要　下記該当ミルクに○、又は（　）内に記入
必要　ミルフィーHP・ニューMA-1・MA-mi・ペプディエット・エレメンタルフォーミュラ
その他（　）

C．除去食品においてより厳しい除去が必要なもの
病型・治療のC．欄で除去の際に、より厳しい除去が必要となるもののみに○をつける
※本欄に○がついた場合、該当する食品を使用した料理については、給食対応が困難となる場合があります。
1．鶏卵：　卵殻カルシウム
2．牛乳・乳製品：　乳糖
3．小麦：　醤油・酢・麦茶
4．大豆：　大豆油・醤油・味噌
5．ゴマ：　ゴマ油
6．魚類：　かつおだし・いりこだし
7．肉類：　エキス

D．食物・食材を扱う活動
1．管理不要
2．原因食材を教材とする活動の制限（　）
3．調理活動時の制限（　）
4．その他（　）

E．特記事項
（その他に特別な配慮や管理が必要な事項がある場合には、医師が保護者と相談のうえ記載。対応内容は保育所が保護者と相談のうえ決定）

★保護者
電話：
★連絡医療機関
医療機関名：
電話：

記載日　　年　　月　　日
医師名
医療機関名

気管支ぜん息（あり・なし）

病型・治療

A．症状のコントロール状態
1．良好
2．比較的良好
3．不良

B．長期管理薬（短期追加治療薬を含む）
1．ステロイド吸入薬
　　投与量（日）：
2．ロイコトリエン受容体拮抗薬
3．DSCG吸入薬
4．ベータ刺激薬（内服・貼付薬）
5．その他（　）

C．急性増悪（発作）治療薬
1．ベータ刺激薬吸入
2．ベータ刺激薬内服
3．その他（　）

D．急性増悪（発作）時の対応（自由記載）

保育所での生活上の留意点

A．寝具に関して
1．管理不要
2．防ダニシーツ等の使用
3．その他の管理が必要（　）

B．動物との接触
1．管理不要
2．動物への反応が強いため不可
　　動物名（　）
3．飼育活動等の制限（　）

C．外遊び、運動に対する配慮
1．管理不要
2．管理必要
　　（管理内容：　）

D．特記事項
（その他に特別な配慮や管理が必要な事項がある場合には、医師が保護者と相談のうえ記載。対応内容は保育所が保護者と相談のうえ決定）

記載日　　年　　月　　日
医師名
医療機関名
電話

● 保育所における日常の取り組み及び緊急時の対応に活用するため、本表に記載された内容を保育所の職員及び消防機関・医療機関等と共有することに同意しますか。
　　　　　　　　　　同意する
　　　　　　　　　　同意しない
保護者氏名

出典）厚生労働省：保育所におけるアレルギー対応ガイドライン（2019年改訂版），2019

115

●資料2. 保育所におけるアレルギー疾患生活管理指導表
（アトピー性皮膚炎・アレルギー性結膜炎・アレルギー性鼻炎）

（参考様式）※「保育所におけるアレルギー対応ガイドライン」（2019年改訂版）

保育所におけるアレルギー疾患生活管理指導表　（アトピー性皮膚炎・アレルギー性結膜炎・アレルギー性鼻炎）

名前　　　　　　男・女　　　　　年　　月　　日生（　　歳　　ヶ月）　　　　　組　　　　　　提出日　　　年　　月　　日

※ この生活管理指導表は、保育所の生活において特別な配慮や管理が必要となった子どもに限って、医師が作成するものです。

アトピー性皮膚炎　あり・なし

病型・治療
- A. 重症度のめやす（厚生労働科学研究班）
  1. 軽症：面積に関わらず、軽度の皮疹のみみられる。
  2. 中等症：強い炎症を伴う皮疹が体表面積の10%未満にみられる。
  3. 重症：強い炎症を伴う皮疹が体表面積の10%以上、30%未満にみられる。
  4. 最重症：強い炎症を伴う皮疹が体表面積の30%以上にみられる。
  ※軽度の皮疹：軽度の紅斑、乾燥、落屑主体の病変
  ※強い炎症を伴う皮疹：紅斑、丘疹、びらん、浸潤、苔癬化などを伴う病変
- B-1. 常用する外用薬
  1. ステロイド軟膏
  2. タクロリムス軟膏（「プロトピック®」）
  3. 保湿剤
  4. その他（　　　）
- B-2. 常用する内服薬
  1. 抗ヒスタミン薬
  2. その他（　　　）
- C. 食物アレルギーの合併
  1. あり　2. なし

保育所での生活上の留意点
- A. プール・水遊び及び長時間の紫外線下での活動
  1. 管理不要
  2. 管理必要（　　　）
- B. 動物との接触
  1. 管理不要
  2. 動物への反応が強いため不可　動物名（　　　）
  3. 飼育活動等の制限（　　　）
  4. その他
- C. 発汗後
  1. 管理不要
  2. 管理必要（管理内容：　　　）
  3. 夏季シャワー浴（施設で可能な場合）
- D. 特記事項
  （その他に特別な配慮や管理が必要な事項がある場合には、医師が保護者と相談のうえ記載。対応内容は保育所が保護者と相談のうえ決定）

記載日　　　年　　月　　日
医師名
医療機関名
電話

アレルギー性結膜炎　あり・なし

病型・治療
- A. 病型
  1. 通年性アレルギー性結膜炎
  2. 季節性アレルギー性結膜炎（花粉症）
  3. 春季カタル
  4. アトピー性角結膜炎
  5. その他（　　　）
- B. 治療
  1. 抗アレルギー点眼薬
  2. ステロイド点眼薬
  3. 免疫抑制点眼薬
  4. その他（　　　）

保育所での生活上の留意点
- A. プール指導
  1. 管理不要
  2. 管理必要（管理内容：　　　）
  3. プールへの入水不可
- B. 屋外活動
  1. 管理不要
  2. 管理必要（管理内容：　　　）
- C. 特記事項
  （その他に特別な配慮や管理が必要な事項がある場合には、医師が保護者と相談のうえ記載。対応内容は保育所が保護者と相談のうえ決定）

記載日　　　年　　月　　日
医師名
医療機関名
電話

アレルギー性鼻炎　あり・なし

病型・治療
- A. 病型
  1. 通年性アレルギー性鼻炎
  2. 季節性アレルギー性鼻炎（花粉症）　主な症状の時期：　春、夏、秋、冬
- B. 治療
  1. 抗ヒスタミン薬・抗アレルギー薬（内服）
  2. 鼻噴霧用ステロイド薬
  3. 舌下免疫療法
  4. その他（　　　）

保育所での生活上の留意点
- A. 屋外活動
  1. 管理不要
  2. 管理必要（管理内容：　　　）
- B. 特記事項
  （その他に特別な配慮や管理が必要な事項がある場合には、医師が保護者と相談のうえ記載。対応内容は保育所が保護者と相談のうえ決定）

記載日　　　年　　月　　日
医師名
医療機関名
電話

●保育所における日常の取り組み及び緊急時の対応に活用するため、本表に記載された内容を保育所の職員及び消防機関・医療機関等と共有することに同意しますか。
・同意する
・同意しない

保護者氏名

出典）厚生労働省：保育所におけるアレルギー対応ガイドライン（2019年改訂版），2019

●資料3. 愛知文教女子短期大学　保育所における食物アレルギー対応と職種間連携
　　　に関する調査報告書（2018年11月）

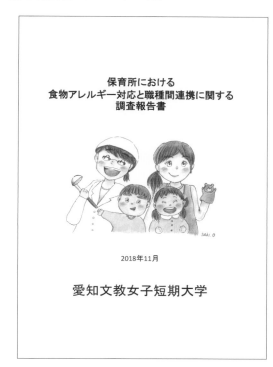

調査概要：近年，保育を取り巻く環境が日々変化し，子どもの最善の利益に考慮した保育が求められています。そのような動向の中，本学は平成28年度より，文部科学省「私立大学研究ブランディング事業」において，「食物アレルギーの子どもを守る大学へ—保育所における職種間連携を含む食物アレルギー教育推進事業—」をテーマに選定を受け，子どもたちの安全で安心な保育園給食の提供に関して研究を行っています。

　本調査は，食物アレルギー対応に関わる保育所職員の問題意識等を明らかにすることで，今後の保育と食物アレルギー教育の質の向上に貢献するものです。

調　査　名：保育所における食物アレルギー対応と職種間連携に関する調査

調　査　元：愛知文教女子短期大学

調査対象：愛知，三重，岐阜県内の保育施設の園長，主任，クラス担任，給食担当等

調査方法：自記式質問紙調査

回収方法：郵送

調査期間：2017年8〜9月

調査の倫理的配慮：愛知文教女子短期大学倫理審査委員会の承認を得て行い，得られた情報の施設種別，施設名を匿名にして厳重に管理するものとする

調査項目：大きく分けて4項目である

　Ⅰ．対象者の属性　　　Ⅱ．他職種（自分以外の専門職の人たち）連携の状況

　Ⅲ．園での食物アレルギー対応　　　Ⅳ．養成校に対する要望等

調査結果Ⅰ：対象者の属性

＜調査の対象＞

- 調査依頼施設：愛知、三重、岐阜県内1415保育所
- 回答施設数：909保育所（回収率64.2%）
- 対象者：各園の園長、主任、クラス担任、給食担当の4名
- 回答者数：3545名
- 対象者の属性：下図①～③

① 対象者の年齢

■20代　■30代　■40代　■50代　■60代以上　■回答なし

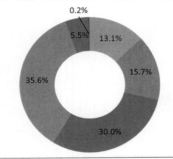

①年代は、50代の割合が最も高かった。

② 対象者の職種と職階

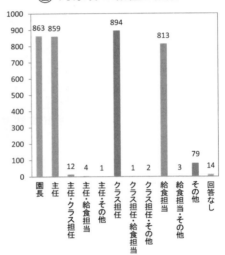

②職種は、園長、主任、クラス担任、給食担当がほぼ均等に回答された。その他の職種としては、フリー保育士、看護師、副園長などが回答していた。

③ 対象者の職業勤続年数

■1年未満　■1～2年　■3～4年
■5～6年　■7～9年　■10～14年
■15年以上　■回答なし

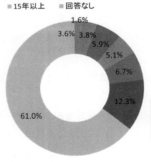

③勤続年数は、園長と主任の回答数が半数以上を占めることから、15年以上が最も多かった。

調査結果Ⅱ：他職種(自分以外の専門職の人たち)連携の状況

食物アレルギーを持つ子どもに対する対応に関して、同じ職場内の栄養士、調理員、保育士、看護師などの方と協力して仕事を進めるということについて、あなたはどの段階ですか

他職種連携の状況

- ■ 何も考えていない
- ■ 重要だと思うがまだ実行に移していない
- ■ 重要なのですぐ実行したい
- ■ 重要なので、最近実行し始めた
- ■ 普段から実行しており、協力して進められている
- ■ 回答なし

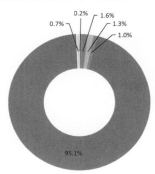

他職種連携の実行状況は、「普段から実行しており、協力して進められている」が約95%と最も多かった。
「重要だと思うがまだ実行に移していない」、「何も考えていない」という回答も見られた。

職種と他職種連携状況

- ■ 何も考えていない
- ■ 重要だと思うがまだ実行に移していない
- ■ 重要なのですぐ実行したい
- ■ 重要なので、最近実行し始めた
- ■ 普段から実行しており、協力して進められている

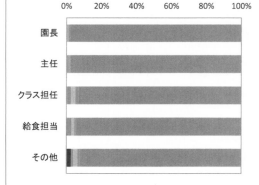

職位・職種別の他職種連携の実行状況で、回答に違いが見られた。園長と主任の実行段階は同様であったが、クラス担任と給食担当には、「何も考えていない」という回答があった。

		何も考えていない	重要だと思うがまだ実行に移していない	重要なのですぐ実行したい	重要なので、最近実行し始めた	普段から実行しており、協力して進められている	合計
園長	(人)	0	5	4	8	841	858
		0.0%	0.6%	0.5%	0.9%	98.0%	100.0%
主任	(人)	0	10	4	5	836	855
		0.0%	1.2%	0.5%	0.6%	97.8%	100.0%
主任兼任	(人)	0	0	0	1	15	16
		0.0%	0.0%	0.0%	6.3%	93.8%	100.0%
クラス担任	(人)	2	20	24	14	827	887
		0.2%	2.3%	2.7%	1.6%	93.2%	100.0%
クラス担任兼任	(人)	0	0	0	0	3	3
		0.0%	0.0%	0.0%	0.0%	100.0%	100.0%
給食担当	(人)	3	20	13	8	761	805
		0.4%	2.5%	1.6%	1.0%	94.5%	100.0%
給食担当兼任	(人)	0	0	0	0	3	3
		0.0%	0.0%	0.0%	0.0%	100.0%	100.0%
その他	(人)	2	1	2	1	72	78
		2.6%	1.3%	2.6%	1.3%	92.3%	100.0%
回答なし	(人)	0	0	0	0	14	14
		0.0%	0.0%	0.0%	0.0%	100.0%	100.0%

3

調査結果Ⅲ：園での食物アレルギー対応

1、厚生労働省発行の「保育所におけるアレルギー対応ガイドライン」を活用していますか

アレルギー対応ガイドラインの活用

■ ガイドラインに従って運用している　■ 存在は知っているが、使っていない
■ 存在を知らない　■ 回答なし

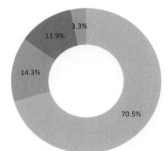

3.3%
11.9%
14.3%
70.5%

厚生労働省のガイドラインの理解は、全体では、「ガイドラインに従って運用している」が約71%と最も多かった。
「存在は知っているが、使っていない」、「存在を知らない」という回答もそれぞれ1割強あった。

職種と対応ガイドラインの活用

■ ガイドラインに従って運用している
■ 存在は知っているが、使っていない
■ 存在を知らない

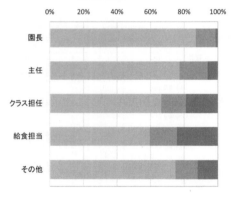

職位・職種別のガイドラインの活用では、回答に違いが見られた。
「ガイドラインの存在を知らない」と回答したのは、給食担当が最も高く約23%で、次いでクラス担任18%であった。園長の約1%、主任の約6%は知らないと回答した。

		ガイドラインに従って運用している	存在は知っているが、使っていない	存在を知らない	回答なし	合計
園長	（人）	741	99	11	12	863
		85.9%	11.5%	1.3%	1.4%	100.0%
主任	（人）	641	138	49	31	859
		74.6%	16.1%	5.7%	3.6%	100.0%
主任兼任	（人）	12	2	1	2	17
		70.6%	11.8%	5.9%	11.8%	100.0%
クラス担任	（人）	569	126	161	38	894
		63.6%	14.1%	18.0%	4.3%	100.0%
クラス担任兼任	（人）	3	0	0	0	3
		100.0%	0.0%	0.0%	0.0%	100.0%
給食担当	（人）	467	127	189	30	813
		57.4%	15.6%	23.2%	3.7%	100.0%
給食担当兼任	（人）	1	1	0	1	3
		33.3%	33.3%	0.0%	33.3%	100.0%
その他	（人）	57	10	9	3	79
		72.2%	12.7%	11.4%	3.8%	100.0%
回答なし	（人）	8	3	2	1	14
		57.1%	21.4%	14.3%	7.1%	100.0%

4

調査結果Ⅲ：園での食物アレルギー対応

2、保育中に食物アレルギーのある子どもに対して誤配、誤食の経験はありますか

園内での誤配、誤食

■ ある
■ 自分は関わっていないが、園内である
■ ない

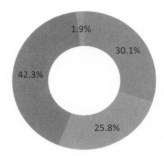

1.9%
30.1%
42.3%
25.8%

園内での誤配、誤食は、全体では、「ある」と「自分は関わっていないが園内である」を合わせると、約56%と半数以上であった。

職種と園での誤配、誤食

■ ある　■ 自分は関わっていないが、園内である　■ ない

| | 0% | 20% | 40% | 60% | 80% | 100% |

園長
主任
クラス担任
給食担当
その他

職位・職種別の園内での誤配・誤食では、回答に違いが見られた。園長、主任、クラス担任に比べて、給食担当に、「ある」の回答が多かった。

		ある	自分は関わっていないが、園内である	ない	回答なし	合計
園長	（人）	238	313	301	11	863
		27.6%	36.3%	34.9%	1.3%	100.0%
主任	（人）	229	279	338	13	859
		26.7%	32.5%	39.3%	1.5%	100.0%
主任兼任	（人）	5	4	8	0	17
		29.4%	23.5%	47.1%	0.0%	100.0%
クラス担任	（人）	240	188	455	11	894
		26.8%	21.0%	50.9%	1.2%	100.0%
クラス担任兼任	（人）	0	1	2	0	3
		0.0%	33.3%	66.7%	0.0%	100.0%
給食担当	（人）	328	99	354	32	813
		40.3%	12.2%	43.5%	3.9%	100.0%
給食担当兼任	（人）	1	1	1	0	3
		33.3%	33.3%	33.3%	0.0%	100.0%
その他	（人）	21	25	33	0	79
		26.6%	31.6%	41.8%	0.0%	100.0%
回答なし	（人）	4	4	6	0	14
		28.6%	28.6%	42.9%	0.0%	100.0%

5

調査結果Ⅲ：園での食物アレルギー対応

3、1）園内の食物アレルギー対応について、ほかの職種の方々と情報共有する機会はありますか

食物アレルギー対応のための
情報共有機会

■ある ■ない ■回答なし

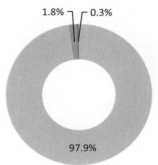

1.8%　0.3%

97.9%

食物アレルギー対応のための情報
共有機会は、全体では、「ある」が
約98%であったが、「ない」という回
答も見られた。

職種と園内の食物アレルギー対応
のための情報共有

■ある ■ない

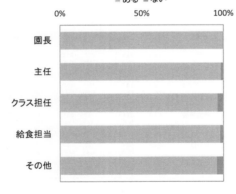

職位・職種別にみると、「情報共有の機会」では、園長が
ほぼ「ある」と答えているのに対して、主任、クラス担任、
給食担当には「ない」という回答も見られた。特に、クラス
担任で、「ない」という回答が多かった。

		ある	ない	回答なし	合計
園長	（人）	858	3	2	863
		99.4%	0.3%	0.2%	100.0%
主任	（人）	846	12	1	859
		98.5%	1.4%	0.1%	100.0%
主任兼任	（人）	17	0	0	17
		100.0%	0.0%	0.0%	100.0%
クラス担任	（人）	860	31	3	894
		96.2%	3.5%	0.3%	100.0%
クラス担任兼任	（人）	3	0	0	3
		100.0%	0.0%	0.0%	100.0%
給食担当	（人）	794	15	4	813
		98%	2%	1%	100%
給食担当兼任	（人）	3	0	0	3
		100.0%	0.0%	0.0%	100.0%
その他	（人）	74	3	2	79
		93.7%	3.8%	2.5%	100.0%
回答なし	（人）	14	0	0	14
		100.0%	0.0%	0.0%	100.0%

6

調査結果Ⅲ：保育所等での食物アレルギー対応

3、2）園内の食物アレルギー対応について、ほかの職種の方々との情報共有の方法（複数回答）

情報共有の方法（複数回答）

（）内は回答数

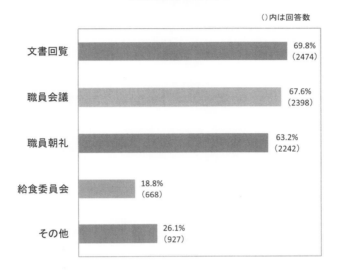

文書回覧	69.8%（2474）
職員会議	67.6%（2398）
職員朝礼	63.2%（2242）
給食委員会	18.8%（668）
その他	26.1%（927）

情報共有の方法は、「文書回覧」が最も多く、次いで「職員会議」、「職員朝礼」で
あった。「給食委員会」は少数であった。
その他は「アレルギー会議」、「給食会議」、「夕礼・終礼」などがあった。

7

調査結果Ⅲ：園での食物アレルギー対応

4、園内の食物アレルギー対応について、ほかの職種の方々と連携はとれていますか

園内の食物アレルギー対応における
他職種連携

■ マニュアルに従い、連携がとれている　■ その時々で、対応している
■ 連携がとれず困っている　　　　　　　■ 連携は必要ない
■ 回答なし

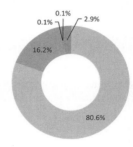

0.1%
0.1%　2.9%
16.2%
80.6%

園内の食物アレルギー対応における他職種連携がとれていることがわかった。
このうち、「マニュアルに従い、連携がとれている」が約81％で最も多かった。次に多かったのは、「その時々で、対応している」であった。
「連携がとれず困っている」、「連携は必要ない」という回答もわずかであるがあった。

職種と園内の食物アレルギー対応における
他職種連携

■ マニュアルに従い、連携がとれている　■ その時々で、対応している
■ 連携がとれず困っている　　　　　　　■ 連携は必要ない

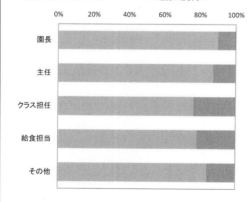

職位・職種別にみると、「食物アレルギー対応における他職種連携」では、職種によって回答に違いが見られた。特に、クラス担任、給食担当で、「その時々で、対応している」が多かった。
「連携がとれず困っている」は園長、クラス担任で少数だが回答があった。園長以外の職種で、「連携は必要ない」という回答が見られた。

		マニュアルに従い、連携がとれている	その時々で、対応している	連携がとれず困っている	連携は必要ない	回答なし	合計
園長	（人）	759 87.9%	82 9.5%	2 0.2%	0 0.0%	20 2.3%	863 100.0%
主任	（人）	720 83.8%	102 11.9%	0 0.0%	2 0.2%	35 4.1%	859 100.0%
主任兼任	（人）	13 76.5%	4 23.5%	0 0.0%	0 0.0%	0 0.0%	17 100.0%
クラス担任	（人）	669 74.8%	204 22.8%	1 0.1%	1 0.1%	19 2.1%	894 100.0%
クラス担任兼任	（人）	2 66.7%	1 33.3%	0 0.0%	0 0.0%	0 0.0%	3 100.0%
給食担当	（人）	617 75.9%	170 20.9%	0 0.0%	1 0.1%	25 3.1%	813 100.0%
給食担当兼任	（人）	3 100.0%	0 0.0%	0 0.0%	0 0.0%	0 0.0%	3 100.0%
その他	（人）	63 79.7%	12 15.2%	0 0.0%	0 0.0%	4 5.1%	79 100.0%
回答なし	（人）	12 85.7%	1 7.1%	0 0.0%	0 0.0%	1 7.1%	14 100.0%

8

調査結果Ⅳ：養成校に対する要望等

保育士・栄養士養成施設における食物アレルギー教育において、期待する学習は何ですか（複数回答）

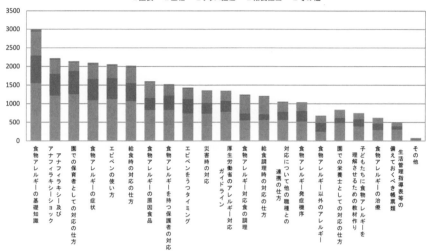

保育士・栄養士養成施設への食物アレルギー教育ニーズ

■園長　■主任　■クラス担任　■給食担当　■その他

職位・職種別食物アレルギー教育ニーズ（上位5項目）

順位	全体	園長	主任	クラス担任	給食担当
1	食物アレルギーの基礎知識	食物アレルギーの基礎知識	食物アレルギーの基礎知識	食物アレルギーの基礎知識	食物アレルギーの基礎知識
2	アナフィラキシー及びアナフィラキシーショック	アナフィラキシー及びアナフィラキシーショック	園での保育者としての対応の仕方	園での保育者としての対応の仕方	食物アレルギー対応食の調理
3	園での保育者としての対応の仕方	園での保育者としての対応の仕方	アナフィラキシー及びアナフィラキシーショック	アナフィラキシー及びアナフィラキシーショック	給食調理時の対応の仕方
4	食物アレルギーの症状	エピペンの使い方	エピペンの使い方	食物アレルギーの症状	食物アレルギーの原因食品
5	エピペンの使い方	食物アレルギーの症状	食物アレルギーの症状	エピペンの使い方	給食時の対応の仕方

保育士・栄養士養成施設への食物アレルギー教育ニーズは、全職種を合わせると、「食物アレルギーの基礎知識」、「アナフィラキシー及びアナフィラキシーショック」、「園での保育者としての対応の仕方」、「食物アレルギーの症状」、「エピペンの使い方」、「給食時の対応の仕方」が高かった。また、職位、職種によって、教育ニーズや期待度が異なっていた。

9

以下の質問に対して、あてはまる番号に〇、□にレ点、（　　）に自由記述をお願い致します。

Ⅰ．あなたご自身のことについてお聞きします。

① 年齢　1. 20代　2. 30代　3. 40代　4. 50代　5. 60代以上

② 現在のあなたの職位　1. 園長　2. 主任　3. クラス担任
　　　4. 給食担当（資格等：　　　　　　　　　）　5. その他（　　　　　）

③ 保育に関わる職業の勤続年数（産休等休職中も含めた合計年数をご記入ください。）
　1. 1年未満　2. 1～2年　3. 3～4年　4. 5～6年　5. 7～9年
　6. 10～14年　7. 15年以上

愛知文教女子短期大学が「文部科学省　私立大学研究ブランディング事業」の
選定を受けたことを知っていましたか？
1. 知っていた　2. 知らなかった

Ⅱ．他職種（自分以外の専門職の人たち）連携の状況についてお聞きします。

食物アレルギーを持つ子どもに対する対応に関して、同じ職場内の栄養士、調理員、保育士、
看護師などの方と協力して仕事を進めるということについて、あなたは現在どの段階ですか？

　1. 何も考えていない　　　　　　　2. 重要だと思うがまだ実行に移していない
　3. 重要なのですぐに実行したい　　4. 重要なので、最近実行し始めた
　5. 普段から実行しており、協力して進められている

Ⅲ．あなたの園での食物アレルギー対応についてお聞きします。

1. 厚生労働省発行の「保育所におけるアレルギーガイドライン」を活用していますか？
　1. ガイドラインに従って運用している　　2. 存在は知っているが、使っていない
　3. 存在を知らない

2. 保育中に食物アレルギーを持つ子どもに対して誤配、誤食の経験はありますか？
　1. ある　　2. 自分は関わっていないが園である　3. ない
　※1、2と答えた方
　状況や考えられる主な原因（連絡ミス・知識不足など）を下記に記述ください。

3. 園内の食物アレルギー対応について他の職種の方々と情報共有する機会はありますか？
　1）1. ある　　　2. ない
　※　1 と答えた方
　2）その方法は（職員会議・職員朝礼・文書回覧・給食委員会・その他　　　　　　　　　）

4. 園内の食物アレルギー対応について他の職種の方々と連携はとれていますか？
　1. マニュアルに従い、連携がとれている　2. その時々で対応している
　3. 連携がとれず困っている　　　　　　　4. 連携は必要ない
　※ 3、4と答えた方　　具体的な状況やその理由を記述ください。
　（例：チェックはすべて担任任せで負担が大きい　）

Ⅳ．養成校に対する要望等について

保育士・栄養士養成施設における食物アレルギー教育において、期待する学習内容は
何ですか？（複数回答可）

□ 食物アレルギーの基礎知識　□ 食物アレルギー発症機序　□ 食物アレルギーの症状
□ アナフィラキシー及びアナフィラキシーショック　□ 食物アレルギーの治療
□ エピペンの使い方　□ エピペンをうつタイミング
□ 食物アレルギーの原因食品　□ 食物アレルギー対応食の調理
□ 園での保育者としての対応の仕方　□ 園での栄養士としての対応の仕方
□ 食物アレルギーを持つ保護者の対応　□ 厚生労働省の食物アレルギー対応ガイドライン
□ 給食時の対応の仕方　□ 給食調理時の対応の仕方
□ 子どもたちに食物アレルギーを理解させるための教材作り
□ 対応について他の職種との連携の仕方　□ 災害時の対応
□ 生活管理指導表等の備えておくべき帳票類　□ 食物アレルギー以外のアレルギー
□ その他（　　　　　　　　　　　　　　　　　　）

その他「**食物アレルギーを持つ子どもを守る職種間連携**」についてご意見等ございましたら
ご記入ください。

ご協力ありがとうございました。

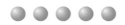

さくいん

〔編著者〕

小野内初美　愛知文教女子短期大学　幼児教育学科　教授
朴　　賢晶　愛知文教女子短期大学　幼児教育学科　教授

〔著　者〕（五十音順）

有尾正子　愛知文教女子短期大学　生活文化学科食物栄養専攻　准教授
伊藤久美子　愛知文教女子短期大学　幼児教育学科　准教授
上島　遥　愛知文教女子短期大学　幼児教育学科　講師
田村佳世　愛知学泉大学　家政学部　准教授
西澤早紀子　愛知文教女子短期大学　生活文化学科食物栄養専攻　准教授
渡辺香織　愛知文教女子短期大学　生活文化学科食物栄養専攻　教授

保育の場で役立つ
食物アレルギー対応
―職種間連携から考える―

2020年（令和2年）9月25日　初版発行
2023年（令和5年）3月10日　第2刷発行

編著者　小野内　初　美
　　　　朴　　　賢　晶
発行者　筑　紫　和　男
発行所　株式会社　建　帛　社
　　　　　　　　　KENPAKUSHA

〒112-0011　東京都文京区千石4丁目2番15号
TEL　（03）3944-2611
FAX　（03）3946-4377
https://www.kenpakusha.co.jp/

ISBN 978-4-7679-7051-6　C3047　　　　教文堂／愛千製本所
©小野内初美，朴　賢晶ほか，2020.　　　Printed in Japan
（定価はカバーに表示してあります）